essentials

essentials liefern aktuelles Wissen in konzentrierter Form. Die Essenz dessen, worauf es als „State-of-the-Art" in der gegenwärtigen Fachdiskussion oder in der Praxis ankommt. *essentials* informieren schnell, unkompliziert und verständlich

- als Einführung in ein aktuelles Thema aus Ihrem Fachgebiet
- als Einstieg in ein für Sie noch unbekanntes Themenfeld
- als Einblick, um zum Thema mitreden zu können

Die Bücher in elektronischer und gedruckter Form bringen das Expertenwissen von Springer-Fachautoren kompakt zur Darstellung. Sie sind besonders für die Nutzung als eBook auf Tablet-PCs, eBook-Readern und Smartphones geeignet. *essentials:* Wissensbausteine aus den Wirtschafts-, Sozial- und Geisteswissenschaften, aus Technik und Naturwissenschaften sowie aus Medizin, Psychologie und Gesundheitsberufen. Von renommierten Autoren aller Springer-Verlagsmarken.

Weitere Bände in der Reihe http://www.springer.com/series/13088

Dominik Klug

Projekt Teddybärkrankenhaus

Kindern die Angst vor der Klinik
nehmen

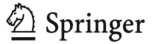 Springer

Dominik Klug
Radiologie LKH Bregenz
Vlbg. Krankenhaus-Betriebsgesellschaft.m.b.h.
Feldkirch, Österreich

ISSN 2197-6708   ISSN 2197-6716   (electronic)
essentials
ISBN 978-3-658-29978-1   ISBN 978-3-658-29979-8   (eBook)
https://doi.org/10.1007/978-3-658-29979-8

Die Deutsche Nationalbibliothek verzeichnet diese Publikation in der Deutschen Nationalbibliografie; detaillierte bibliografische Daten sind im Internet über http://dnb.d-nb.de abrufbar.

Planung/Lektorat: Christine Lerche
Springer ist ein Imprint der eingetragenen Gesellschaft Springer Fachmedien Wiesbaden GmbH und ist ein Teil von Springer Nature.
Die Anschrift der Gesellschaft ist: Abraham-Lincoln-Str. 46, 65189 Wiesbaden, Germany

Für meine Eltern, Barbara und Dietmar.
Danke, für eine wunderschöne Kindheit.

Vorwort des Autors

Als Student der medizinischen Universität Innsbruck kam ich erstmals in Kontakt mit dem Teddybärkrankenhaus-Projekt und nach meinem ersten Einsatz als Teddy-Doc war ich mehr als begeistert von der non-profit Initiative.

In erster Linie waren es die strahlenden Kinderaugen und die Kreativität, mit der sich die Kinder Krankheiten für ihre Kuscheltiere überlegt hatten. Darüber hinaus hatte ich aber auch großen Respekt vor dem Organisationsteam in Innsbruck und den hunderten Freiwilligen, die in mehreren Tagen ca. 2000 Kinder betreuten und ihnen spielerisch verschiedene Abläufe des Krankenhauses erklärten. Neben dem großen logistischen und organisatorischen Aufwand faszinierte mich aber vor allem die Betreuung der Kinder.

Als Teddy-Doc wurde man dabei mit verschiedensten Herausforderungen konfrontiert: weinende Kinder, die ihre Mama vermissten; neugierige Kinder, die alles wissen wollten und hunderte Fragen stellten; Kinder, die uns durch Input von ihren Eltern (vorzüglich mit medizinischem Hintergrund) mit komplexen Diagnosen und seltenen Erkrankungen an unsere intellektuellen Grenzen brachten.

Nach mehreren Einsätzen im Teddybärkrankenhaus Innsbruck beschloss ich das Projekt nach Vorarlberg zu bringen. Mit den Vorarlberger Landeskrankenhäusern und meinem fünfköpfigen Team fand ich mehrere solide Partner zur Umsetzung des Projekts.

Nach knapp einem Jahr Vorbereitungszeit fand im September 2016 die erste Veranstaltung in Feldkirch statt: 120 Freiwillige betreuten 700 Kinder und ihre kranken Kuscheltiere. Im Laufe der Jahre stieg die Teilnehmerzahl erfreulicherweise auf 1100 Kinder und knapp 200 Freiwillige pro Jahr.

Obwohl ich mit Abschluss des Medizinstudiums die Projektleitung übergab, erreichten mich über die sozialen Netzwerke regelmäßig Nachrichten aus der ganzen Welt, wie man so ein Projekt quasi von „null weg" aufbauen könne. Auch die international renommierte Speaking-Plattform „TEDx" bekundete Interesse und ermöglichte mir im Juli 2017, einen Talk über das Teddybärkrankenhaus in meiner Heimatstadt zu halten. Aufgrund des anhaltenden Interesses beschloss ich ein eBook zu verfassen, welches eine step-by-step Anleitung beinhalten sollte, wie man ein Teddybärkrankenhaus organisieren und umsetzen kann. 2018 wurde diese unter dem Titel „Fighting Fears with Teddybears" in Eigenregie publiziert. Alle Erlöse aus dem Projekt kamen seither diversen Teddybärkrankenhäusern in Deutschland und Österreich zu Gute.

Mit dem vorliegenden Werk soll einerseits der (ohnehin bereits hohe) Bekanntheitsgrad des Projektes noch weiter gesteigert werden, es soll den Leserinnen und Lesern aber allem voran als Informations-Quelle dienen und aufzeigen, dass hinter diesem Projekt noch viel mehr steckt als lediglich eine „süße Aktion".

Dass Kinder in einem Krankenhaus-/Arztpraxissetting oft ängstlich reagieren, ist bekannt. Dieses Verhalten hat jedoch nicht nur Auswirkungen auf die Kinder, sondern auch auf die Eltern und das medizinische Personal. Neben der emotionalen Komponente sind in diesem Zusammenhang auch zeitliche und finanzielle Ressourcen zu erwähnen.

Hatte das Kind erstmal ein traumatisches Erlebnis mit Ärzten und/oder Pflegepersonal, ist es schwer, diese negative Assoziation wieder loszuwerden. Oft ziehen sich die Folgen bis ins Erwachsenenalter weiter. So kann beispielsweise ein anstehender (Zahn-) Arztbesuch bereits mehrere Tage vor dem eigentlichen Termin eine physische und psychische Belastung darstellen.

Den Entschluss, mich noch mehr mit dem Teddybärkrankenhaus auseinanderzusetzen, fasste ich in einem Praktikum meines Medizinstudiums. In eben diesem erlebte ich folgende Situation: einem kleinen Jungen sollte Blut abgenommen werden. Dieser reagierte im Gegensatz zu den Erwartungen überhaupt nicht negativ auf die anstehende Herausforderung und meinte nur, dieses Prozedere sei ihm ohnehin schon aus dem Teddybärkrankenhaus bekannt. Und wenn sein Teddybär das geschafft habe, werde er es auch schaffen.

Dieses Beispiel zeigt auf, welche prägenden Wirkungen ein Besuch im Teddykrankenhaus haben kann. Die positiven Folgen des Projektes sind zwischenzeitlich auch mit mehreren Studien aus diversen Ländern wissenschaftlich untermauert. Später mehr dazu.

Neben einem unvergesslichen Erlebnis für die Kinder und folglich reduzierter Angst bei Arztbesuchen, mit begleitendem Benefit für die Eltern und dem medizinischen Personal, bietet ein Besuch im Teddybärkrankenhaus aber auch einen Vorteil für alle Freiwilligen, die die Kinder während der Projekttage betreuen (sogenannte Teddy-Docs). Neben wertvoller zwischenmenschlicher Erfahrung eignet sich das Projekt zur Aneignung sozialer Kompetenzen und dem Erwerb von Kommunikationsstrategien mit Kindern. Diese sind oft schwer zu erreichen, insbesondere in Situationen, in denen sie Angst haben oder wenn sie sich in einer unvertrauten Umgebung befinden.

Ich wünsche Ihnen mit der vorliegenden Lektüre viel Spaß sowie viele neue inspirierende Gedanken. Das Teddybärkrankenhaus hat mein Leben mit Sicherheit positiv verändert.

Möge es auch eine Bereicherung für Sie sein!

Dominik Klug

Danksagung

Ich möchte mich bei allen Menschen bedanken, die mich bei der Umsetzung des Teddybärkrankenhauses in Feldkirch sowie bei der Erstellung dieses Buches begleitet und unterstützt haben. Allen voran gilt mein Dank dem Team des Springer-Verlags. Danke für Ihr Vertrauen und die professionelle Betreuung während der Entstehung dieses Werkes!

Danke an Reinhold Böhler, der mit seinem scharfen Auge, den einen oder anderen Rechtschreib- und Beistrichfehler in der Rohfassung dieses Werkes aufgedeckt hat. Danke, für deine Korrekturen!

Großer Dank gilt auch dem Organisationsteam des Teddybärkrankenhauses in Feldkirch, allen voran der Projektleiterin Vanessa Dunst. Danke für eure langjährige Unterstützung!

Danke an Nadia Tosetti, für die Bereitstellung der tollen Bilder! Danke an Nadia Tosetti, für die Bereitstellung der tollen Bilder!

Danke sagen möchte ich auch dem Team der AMSA (Austrian Medical Student's Association) sowie dem Organisationsteam des Teddybärkrankenhauses in Innsbruck, einerseits für eure vermittelte Inspiration, andererseits für eure Unterstützung während der Organisation der Projekttage in Feldkirch. Danke!

Weiters gilt mein Dank den Vorarlberger Landeskrankenhäusern und allen voran Primarius Dr. Antonius Schuster MBA und seinem Team, die mich sowohl in meiner Ausbildung als auch abseits davon täglich tatkräftig unterstützen. Danke!

Abschließend gilt ein großes Dankeschön meiner Familie. Wer mich kennt, weiß, dass diese auch meine engsten Freunde beinhaltet. Danke, dass es euch gibt!

Inhaltsverzeichnis

Einleitung – was Sie in diesem *Essential* finden können

1

- Hintergrund und Ursprung des Teddybärkrankenhauses
- Ziel des Projekts
- Ein Beispiel für die Umsetzung und den Ablauf des Projektes
- Angst, Angstbekämpfung und die Studienlage zu Teddybärkrankenhäusern
- En „Step-by-step" Handbuch zur Installation eines Teddybärkrankenhauses

© Der/die Herausgeber bzw. der/die Autor(en), exklusiv lizenziert durch
Springer Fachmedien Wiesbaden GmbH, ein Teil von Springer Nature 2020
D. Klug, *Projekt Teddybärkrankenhaus,* essentials,
https://doi.org/10.1007/978-3-658-29979-8_1

Hintergrund – Ursprung und Entwicklung des Projektes

2

Ein Krankenhausaufenthalt ist für Kinder oftmals eine stressintensive Erfahrung. Trotz vermehrter kinderfreundlicher Umgebungen in Krankenhäusern berichten besonders junge Kinder von diversen, mit dem Aufenthalt verbundenen, Ängsten wie Angst vor der ungewohnten Umgebung, dem Personal, Injektionsnadeln, Operationen oder Untersuchungen (1). Vor allem die Angst vor Spritzen kann für das spätere Leben der Kinder problematisch sein: beispielsweise werden Impfungen/Immunisierungen eher abgelehnt und es können Nadelphobien im Erwachsenenalter entstehen (3).

Weitere Konsequenzen sind verzögerte Diagnosen, längere Behandlungszeiträume sowie mehr Schmerzerlebnisse während Krankenhausaufenthalten (5). Diese Faktoren beeinflussen nicht nur die Kinder, sondern auch die Eltern und das behandelnde medizinische Personal. Haben Kinder einmal negative Erfahrungen im Zusammenhang mit einer Hospitalisierung erfahren, so werden sie sowohl von Ärztinnen und Ärzten als auch von ihren Eltern als ängstlicher und weniger kooperativ bei Folgeuntersuchungen eingestuft (7).

Werden Kinder jedoch zu geplanten Eingriffen oder Untersuchungen vorab informiert, so hat dies positive emotionale und physische Konsequenzen: die Kinder zeigen sich bei einer Hospitalisierung dann beispielsweise weniger ängstlich und kooperieren besser (2). Deshalb sollten Angstlevel bei Kindern während eines Arztbesuches oder während eines Krankenhausaufenthaltes so niedrig wie möglich gehalten werden.

Das Teddybärkrankenhaus ist ein weltweites Non-profit-Projekt, das von der IFMSA (International Federation for Medical Students' Association) initiiert wurde (8,6,5). Die IFMSA wurde 1951 gegründet und ist eine der ältesten von Studenten geführten Organisationen. Sie umfasst ein Netzwerk von 1,3 Mio. Medizinstudentinnen und – studenten aus 123 Ländern der Welt (9). Sie ist innerhalb der Vereinten Nationen (UN) und der Weltgesundheitsorganisation (WHO) anerkannt. Außerdem arbeitet sie mit der World Medical Association zusammen. Sie fungiert als Dachverband von zahlreichen medizinischen Organisationen, welche die Teddybärkrankenhaus-Projekte in den einzelnen Ländern umsetzen, beispielsweise der AMSA (Austrian Medical Student's Association) (10).

Die ersten Teddybärkrankenhäuser wurden Ende der 80er Jahre in Boston/ USA und anschließend in Skandinavien umgesetzt (2). In der Folge kam es zu einer raschen Verbreitung des Projektes: zum Zeitpunkt der Publikation dieses Buches finden Teddybärkrankenhäuser in Ländern rund um den Globus statt.

2.1   Finanzierung

Teddybärkrankenhäuser sind Charity- bzw. non-profit Projekte, das heißt die Finanzierung der benötigten Materialien, Lebensmittel und Räumlichkeiten etc. erfolgt ausschließlich durch Sponsoring von Unternehmen und Privatpersonen.

Ziel des Projektes

Ziel des Teddybärkrankenhauses ist es, Kindern ab dem Alter von ca. drei Jahren die Abläufe eines Krankenhauses bzw. einer Arztpraxis spielerisch näher zu bringen und ihnen gleichzeitig die Angst vor diesen sowie vor medizinischem Personal (Ärztinnen und Ärzte, Pflegepersonal etc.) zu nehmen.

Hierfür wird ein möglichst realitätsgetreues Miniaturkrankenhaus aufgebaut, das verschiedene Stationen umfasst: Anmeldung, Wartezimmer, Notfallambulanz, Radiologie, Chirurgie, Pharmazie sowie diverse Mini-Stationen (Rettungswagen, Zahnarztstation, EKG, Organ-Teddybär etc.).

Der Unterschied zu einer echten Klinik besteht darin, dass im Teddybärkrankenhaus nicht die Kinder, sondern deren Kuscheltiere als Patienten betreut werden. Die Kinder fungieren dabei als Begleitpersonen für ihre flauschigen Freunde und überlegen sich vorab bereits ein Krankheitsbild für diese. Der Phantasie der Kinder sind dabei keine Grenzen gesetzt: gebrochene Bärenherzen, gespaltene Schlangenzungen, Brokkoli-Vergiftungen, frakturierte Drachenflügel, aber auch reale Krankheitsbilder wie Krebserkrankungen finden sich in den Teddy-Kliniken der ganzen Welt.

Begleitet von sogenannten Teddy-Docs durchlaufen die Kinder die oben genannten Stationen, um in der neuen Umgebung spielerisch die medizinischen Untersuchungen und Eingriffe kennenzulernen. Ziel ist die Therapie bzw. Genesung des mitgebrachten Kuscheltiers.

Die Teddy-Docs sind in erster Linie freiwillige Medizinstudierende sowie Schülerinnen und Schüler der Gesundheits- und Krankenpflegeschulen. In vielen Ländern helfen jedoch auch Auszubildende anderer medizinischer Berufe, wie Pharmaziestudierende, Studierende der Radiologie-Technologie oder Physiotherapie bei der Umsetzung des Projektes (6).

Charakteristischerweise arbeiten Kind und Teddy-Doc gemeinsam als Team, um das erkrankte oder verletzte Kuscheltier zu therapieren. Beim Durchlaufen der einzelnen Stationen sollen die Kinder möglichst viele medizinische Instrumente (Stethoskop, Othoskop, Infusionen, Spritzen, Pflaster, Verbände usw.), und Untersuchungen (Ultraschall, Computertomographie, Magnetresonanztomographie, Röntgen, EKG, Blutdruckmessgerät…) kennenlernen (6). Mittels „Hands-on-play" Technik (11) soll das Kind dabei so häufig wie möglich in die Abläufe miteinbezogen werden. Seitens der Kinder beginnen die Vorbereitungen zur Teilnahme am Teddybärkrankenhaus bereits vor den Projekttagen. In den Kindergärten oder gegebenenfalls auch zu Hause beschäftigen sich die Pädagoginnen und Pädagogen sowie die Eltern mit den Kindern vorab mit den Themen „Gesundheit und Krankheit" und bereiten sie so auf den anstehenden Besuch im Krankenhaus vor (6).

Übersicht 1
- Ein Krankenhausaufenthalt ist für Kinder oftmals eine stressintensive Erfahrung. Daraus entstehende Ängste vor medizinischem Personal, Equipment und Untersuchungen beeinflussen nicht nur die Kinder, sondern auch die Eltern und das behandelnde medizinische Personal negativ.
- Angstlevel sollten deshalb bei Kindern während eines Arztbesuches oder während eines Krankenhausaufenthaltes so niedrig wie möglich gehalten werden.
- Das Teddybärkrankenhaus ist ein weltweites Non-profit-Projekt, das von der IFMSA initiiert wurde (International Federation for Medical Students' Association). Die Finanzierung erfolgt ausschließlich durch Sponsoring von Unternehmen und Privatpersonen.
- Ziel des Teddybärkrankenhauses ist es, Kindern ab dem Alter von ca. drei Jahren die Abläufe eines Krankenhauses bzw. einer Arztpraxis spielerisch näher zu bringen und ihnen gleichzeitig die Angst vor diesen sowie vor medizinischem Personal (Ärztinnen und Ärzte, Pflegepersonal etc.) zu nehmen.
- Begleitet von sogenannten Teddy-Docs durchlaufen die Kinder gemeinsam mit ihrem kranken Kuscheltier die Stationen eines Miniaturkrankenhauses, um in der neuen Umgebung spielerisch die medizinischen Untersuchungen und Eingriffe kennenzulernen. Ziel ist die Therapie bzw. Genesung des mitgebrachten Kuscheltiers.

Umsetzung und Ablauf des Projekts – ein Beispiel

Zur genaueren Erläuterung und besseren Vorstellung folgt ein praktisches Beispiel aus dem Teddybärkrankenhaus des Landeskrankenhauses in Feldkirch.

Der fünfjährige Max besucht mit seinem Teddybären zum ersten Mal das Teddykrankenhaus. Bei der Anmeldung gibt er seinen Namen, den Namen seines Kuscheltieres sowie den Grund seines Besuches an. Sein Teddy hat seit zwei Wochen heftige Bauchschmerzen.

Nach Dokumentation der oben genannten Angaben darf sich Max einen Farbstempel für seine Hand aussuchen und bekommt ein rotes Lanyard um den Hals gehängt. Die rote Farbe signalisiert dabei, dass Max während seines Besuches im Krankenhaus nicht fotografiert werden möchte. Anschließend nimmt er im Wartebereich Platz.

Um sich die Zeit zu vertreiben, beginnt er mit den bereitgelegten Buntstiften ein Mandala auszumalen. Nach ca. zehn Minuten wird Max von einer jungen Dame im weißen Mantel begrüßt, die sich als Teddy-Doc bei ihm vorstellt und noch einmal nach dem Grund seines Besuches fragt. Sie bietet Max ihre Hand an und die beiden gehen gemeinsam zur ersten Station: die Notfallaufnahme.

In der Notfallaufnahme muss Max noch mehr Fragen beantworten. Die Anamnese ist ausführlich und erfolgt wie bei einem echten Patienten. Wo sind die Schmerzen des Teddybären genau lokalisiert? Wie ist der Schmerzcharakter? Hat er Begleiterscheinungen wie Übelkeit oder Erbrechen bemerkt? Hat der Teddy Vorerkrankungen oder Allergien?

Alle Antworten werden gründlich auf dem vorgefertigten Anamnesebogen des Teddy-Docs notiert (siehe Abb. 4.1).

Als nächstes folgt eine ausführliche Untersuchung: Zuerst werden Gewicht und Größe des Kuscheltiers dokumentiert. Im Anschluss werden das Herz, der Bauch und die Lungen mit dem Stethoskop abgehört. Mundhöhle und Augen

Untersuchung, Diagnose & Therapie

Sehen | Hören | Bewegen

Hals | Bauch | Temperatur

Lunge | Herz | Puls

Labor | EKG | Röntgen | CT | Ultraschall

Diagnose

Therapie Trostpflaster Verband Operation

TEDDYBÄRENKRANKENKASSE

REZEPT

____ Stück Lieblingsobst / Tag

____ Minuten Sport mit Begleitung / Tag

Tee ____ Seiten Gute Nacht Geschichte lesen

Salbe ____ Tage Bettruhe

DATUM

STEMPEL / UNTERSCHRIFT

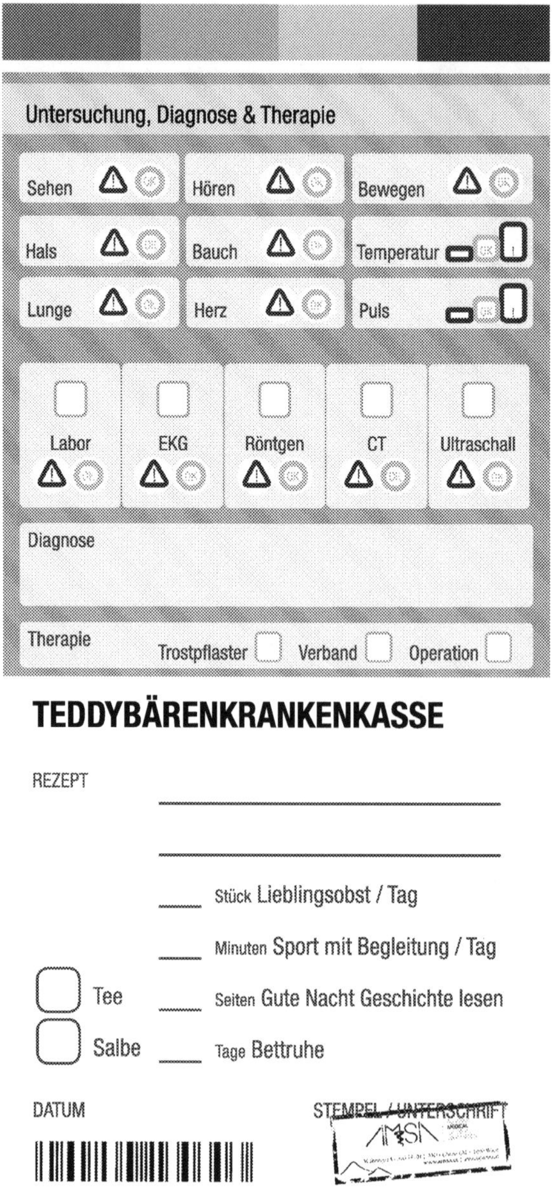

Abb. 4.1 Beispiel eines Anamnesebogens

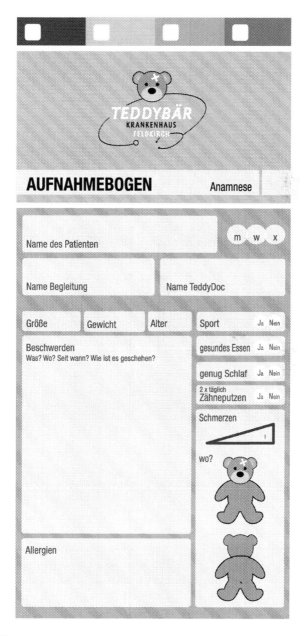

Abb. 4.1 (Fortsetzung)

werden untersucht. Außerdem wird Fieber gemessen. Zu Guter Letzt bekommt Max's Teddy eine Schmerzspritze um seine größten Beschwerden bereits vorab zu lindern.

Bei allen genannten Untersuchungen und der notfallmäßigen Erstversorgung darf Max natürlich fleißig assistieren. Auf diese Weise lernt er die verschiedenen medizinischen Geräte kennen. Die Teddy-Ärztin ist kreativ und baut verschiedene Tricks ein, um die Untersuchung noch realer erscheinen zu lassen. So klopft sie beispielsweise während der Auskultation des Herzens mit dem Finger auf ihr Stethoskop, um den Herzschlag zu imitieren, während das Kind die Oliven des Stethoskops im Ohr trägt.

Nach der Erstversorgung gehen die beiden weiter in die Radiologie. Eine Ultraschall-Untersuchung liefert kein klares Ergebnis, weshalb sich die beiden für ein MRT entscheiden.

Nach einer kurzen Wartezeit stellt sich den beiden ein weiterer Teddy-Doc als diensthabender Radiologe vor. Er sieht sich die ausgedruckten Ultraschall-bilder an und indiziert die nachfolgende Untersuchung. Mit einem Knopfdruck bewegt sich der Tisch des selbstgebauten Teddy-MRT's aus der Röhre und Max darf seinen Teddy auf die Untersuchungsliege platzieren. Während die Unter-suchung läuft, sucht ein weiterer Radiologe heimlich ein Bild aus dem Internet, das dem untersuchten Kuscheltier ähnelt, fertigt mittels Computerprogramm eine Negativ-Aufnahme davon an, druckt sie aus und zeichnet von Hand die detektierte Pathologie in den Bauchraum des flauschigen Patienten.

Der Radiologe übergibt das Bild gemeinsam mit der Diagnose an Max und seine betreuende Teddy-Ärztin. Die beiden sind erstaunt: Max's Kuscheltier hat Schmetterlinge im Bauch!

Die beiden beraten sich kurz und sind sich schnell einig: ein klassischer Fall für die Chirurgie. Sie melden sich bei der nächsten Station an und schildern ihr Anliegen. Der chirurgische Teddy-Doc stimmt einer Operation zu, jedoch möchte er zunächst sichergehen, dass das Herz des Teddybären stark genug für eine OP ist und empfiehlt die Durchführung eines EKGs.

Gesagt, getan. Max's Teddy wird mit dem selbstgebauten EKG verkabelt und ein Bild wird angefertigt. Im Zuge dessen erfolgt noch eine Blutdruckmessung mit entsprechend kleinen Manschetten. Die gute Nachricht: Alles ist in Ordnung, Teddy ist bereit für die Operation.

Zurück in der Chirurgie darf sich Max standesgemäß einkleiden. Dafür bekommt er eine Haube, einen Mundschutz und einen grünen Kittel aus-gehändigt. Der chirurgische Teddy-Doc erklärt im Anschluss spielerisch den

Ablauf der Operation sowie die Narkose. Max darf sogar beim Intubieren helfen (siehe Abb. 4.2). Nach der Desinfektion wird mit einem gekonnten (imaginären) Schnitt der Bauchraum eröffnet und die Schmetterlinge werden ohne Probleme geborgen. Es wird zugenäht und Teddy wacht wieder auf. Eine erfolgreiche Operation!

Genauso wichtig wie die OP ist auch die Nachbetreuung des Patienten. Zu guter Letzt geht es deshalb ab zur Apotheke, wo die beiden bereits erwartet werden. Zur schnellen Wundheilung wird ein „Mach-mich-gesund-Apfel" sowie eine „Anti-Schmerz-Banane" rezeptiert und ausgegeben. Außerdem empfiehlt die Teddyärztin in der Apotheke Max, seinem Teddy jeden Tag eine Gute-Nacht-Geschichte zu erzählen: Schließlich trägt der erholsame Schlaf beträchtlich zur Genesung bei.

Die beiden verlassen das Teddybärkrankenhaus und gehen zurück zum Wartebereich. Max darf natürlich alle Unterlagen wie Anamnesebogen, MRT-Bild und Rezept behalten. Er freut sich schon auf seinen nächsten Besuch im Teddybärkrankenhaus.

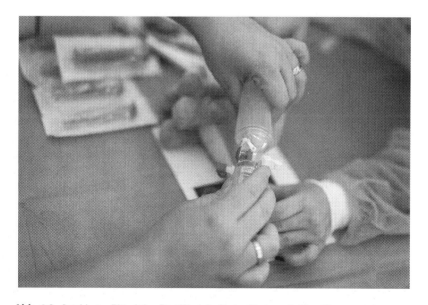

Abb. 4.2 Intubiertes Plüschtier. Das Kind darf beim Beatmen helfen (2)

4.1   Zusätzliche Stationen

Der oben beschriebene Ablauf stellt lediglich ein Beispiel eines Teddybärkrankenhauses dar. Abhängig von der jeweiligen Projektleitung können organisatorische und inhaltliche Paramater variieren. Dies macht sich in verschiedenen Zusatzstationen oder zusätzlichen Events bemerkbar. So bietet das Teddybärkrankenhaus in Feldkirch beispielsweise eine Outdoor-Station an, bei der den Kindern ein Krankenwagen zur Außen- und Innenbesichtigung zur Verfügung gestellt wird. Im Zuge dessen können diese verschiedene medizinische Geräte sowie das Innenleben des Krankenwagens besichtigen. Auch eine Zahnstation wird im Zuge der Projekttage angeboten, bei der eine Anleitung zum korrekten Zähneputzen sowie Zahnputzpläne ausgegeben werden.

Ein weiteres praktisches Beispiel aus Feldkirch ist die Reanimation des Plüsch-maskottchens. Während der Projekttage spaziert ein Teddy-Doc im Teddybär-Kostüm durch das Teddybärkrankenhaus. Die Kinder können den menschengroßen Teddybären umarmen, streicheln und Fotos mit ihm machen.

Zwei Mal pro Tag simuliert der Teddy einen plötzlichen Kollaps: Sanitäter werden von oben genannter Rettungsstation gerufen und gemeinsam mit den Kindern wird das Plüsch-Maskottchen spielerisch erfolgreich reanimiert.

Je nach Kreativität und Motivation zum Mehraufwand des Organisationsteams finden sich in diversen Teddybärkrankenhäusern noch weitere Stationen, wie beispielsweise selbstgenähte Organteddybären: Dort kann ein großes Plüschtier mittels Reißverschluss geöffnet und die einzelnen Organe (Herz, Lunge, Darm etc.) von den Kindern herausgenommen und begutachtet werden.

Manchmal werden im Rahmen der Projekttage Zusatzevents für die teil-nehmenden freiwilligen Teddy-Ärzte wie Abschlussessen oder Partys nach den Projekttagen organisiert.

Wie oben erwähnt, ist der Phantasie der Kinder beim Ausdenken der Erkrankungen ihrer kuscheligen Freunde keine Grenze gesetzt. Oft projizieren die Kinder ihre beschriebenen Krankheitsbilder aus echten Erkrankungen von Familienmitgliedern oder Freunden auf die Kuscheltiere (Krebs, Demenz, physische und psychische Traumata etc.). Dies stellt eine weitere Chance des Teddybärkrankenhauses dar, sodass neben der primären Angstbekämpfung den Kindern auch die Chance zum Ausdruck bzw. zur Verarbeitung von diversen Belastungssituationen gegeben wird.

Im Zuge dessen werden vereinzelt auch häusliche Misshandlungen der teil-nehmenden Kinder durch aufmerksame Teddy-Ärzte erkannt und aufgeklärt (6).

Übersicht 2

- Die diversen Stationen im Teddybärkrankenhaus sind realitätsgetreu aufgebaut, in Anlehnung an ein echtes Kliniksetting. Neben den klassischen Stationen, wie Anmeldung, Wartebereich, Notfallambulanz, Radiologie und Chirurgie finden sich auch Sonderstationen, wie eine Zahnarztstation oder Außenstationen, bei denen beispielsweise ein Rettungswagen besichtigt werden kann.
- Die Kinder überlegen sich bereits vor dem Besuch im Teddybärkrankenhaus eine Erkrankung oder eine Verletzung für ihr Kuscheltier. Dabei soll ihrer Fantasie keine Grenze gesetzt werden.
- Auf das gesundheitliche Problem wird während des Stationsdurchlaufs individuell eingegangen und das Kuscheltier therapiert. Im Zuge dessen wird neben der primären Angstbekämpfung den Kindern auch die Chance zum Ausdruck bzw. zur Verarbeitung von diversen Belastungssituationen gegeben.

Angstbekämpfung 5

In den vorausgegangenen Kapiteln wurde wiederholt das Wort „Angst" verwendet. Im Zuge dessen wollen wir in diesem Abschnitt noch einen kurzen Blick auf die Themen „Angstentstehung und Angstbekämpfung" werfen.

Die Begriffe „Angst" und „Furcht" sind eng miteinander verwandt und beide verbunden mit der Erwartung einer Gefahr oder einer Verletzung. Angst stellt ein Gefühl dar, das sich in Situationen, die als bedrohlich empfunden werden, als besorgniserregend äußert. Dabei benötigt Angst keinen sichtbaren Trigger um zu entstehen und kann ungerichtet oder zukunftsorientiert auftreten. Bereits die Erwartung einer potenziellen Bedrohung (physisch oder psychisch) kann sich beispielsweise in einer Panikattacke äußern. Angst wird auch gewissen Emotionen wie Zweifel, Langeweile oder mentale Konflikten zugeschrieben.

Furcht hingegen, ist die Reaktion des Körpers auf eine spezifische Bedrohung. Furcht kann dabei auch als eine Form der Angst gesehen werden, die sich auf eine spezifische Situation oder ein Objekt bezieht. Furcht induziert die bekannte „Kampf-oder Flucht-Reaktion". Folglich befindet sich der Körper in höchster Alarmbereitschaft (13).

Ein praktisches Beispiel: Wenn Sie eine dunkle Gasse entlanglaufen, kommt es womöglich zu einem Gefühl von Unwohlsein, begleitet von körperlichen Symptomen wie Herzklopfen, Gänsehaut bzw. Schüttelfrost oder Übelkeit. Sie werden in diesem Szenario zwar nicht aktiv bedroht, jedoch könnte es jederzeit dazu kommen. Dieses Gefühl nennt man Angst. Angst ist somit mit körperlichen Symptomen verbunden.

Kommt es in oben genanntem Setting tatsächlich zu einer aktiven körperlichen Bedrohung durch einen Angreifer, der Ihnen beispielsweise ein Messer an den Hals setzt, dann wird die Folge ein Gefühl der Furcht sein.

Angst und Furcht sind eng miteinander verbunden und können sich gegenseitig beeinflussen. Jedoch sind diese Gefühle für uns Menschen überlebenswichtig, da sie uns im Laufe der Evolution geholfen haben zu überleben, indem sie den Körper auf eine „Kampf- oder Flucht-Reaktion" vorbereiten (14,6). Aus neurologischer Sicht spielt die Amygdala eine sehr wichtige Rolle, einerseits in der Angst-/Furchtentstehung, andererseits im Angst-/Furchtgedächtnis. Die Amygdala dient als natürliches Alarmsystem des Körpers, um potenzielle Gefahren schnell zu erkennen. Sie liegt im medialen Temporallappen unseres Gehirns und ist Teil des limbischen Systems (15). Sie ist außerdem an der Gestaltung unserer Träume beteiligt. Die Amygdala besteht aus mehreren Kernen, wobei der zentrale, der laterale und der basale Kern die wichtigsten Player in Bezug auf unser Angst-/Furchtverhalten darstellen. Nach Aktivierung der Amygdala werden die Informationen an den Kortex, den Hippocampus sowie den Thalamus weitergeleitet. Von dort aus werden weitere Areale des Gehirns wie der Hypothalamus, das Mesencephalon oder der Hirnstamm aktiviert. In weiterer Folge erhöht sich unser Blutdruck sowie der Level unseres Stresshormons Cortisol. Darüber hinaus kommt es zu physischen Reaktionen wie Erstarrung. Letztere ist eine Reaktion unseres Körpers, die sich vor vielen Jahren entwickelte, um unnötige Bewegungen zu vermeiden, die früher womöglich potenzielle Raubtiere auf uns aufmerksam gemacht hätten (16).

Prinzipiell bereitet uns unser Körper auf eine „Kampf-oder-Flucht-Reaktion" vor. Dieses System ist wichtig, jedoch nicht perfekt, was häufig zu Fehlalarmen führen kann (15).

Unkontrolliert können Furcht und Angst zu Erkrankungen führen. Ein möglicher Therapieansatz besteht in der Konfrontation des Patienten mit der Angstquelle.

Im Teddybärkrankenhaus wird in ähnlicher Art und Weise dieses Prinzip zur Angstbekämpfung eingesetzt, idealerweise noch bevor die Kinder überhaupt wissen, dass sie ein Angst-/Furchtgefühl gegenüber medizinischem Personal oder Untersuchungen entwickeln könnten. Hier gilt das Prinzip: Die beste Art, um Angst zu bekämpfen, ist diese erst gar nicht entstehen zu lassen. Optimale Ergebnisse sollen hier bereits möglichst früh erzielt werden, weshalb die Teilnahme am Teddybärkrankenhaus bereits ab drei Jahren möglich ist. Natürlich gilt es hier auch individuelle Unterschiede zu beachten: Ein Kind mit fünf Jahren kann mit dem aufgebauten Krankenhaus-Setting noch überfordert sein während ein anderes Kind bereits in früherem Alter bereit für einen Besuch im Teddybärkrankenhaus ist (6).

Um dieses Prinzip möglichst vorsichtig und schonend anzuwenden, werden die Kinder vor dem Besuch im Teddybärkrankenhaus zu Hause von den Eltern oder in den Kindergärten von den Pädagoginnen mit Themen wie Gesundheit,

Krankheit oder Krankenhaus vertraut gemacht. In der Folge überlegen sich die Kinder eine Krankheit oder eine Verletzung für das Plüschtier. Erst dann folgt die Bekanntmachung des Kindes mit den Medizinerinnen und Medizinern, im Falle des Teddybärkrankenhauses sind dies die Teddy-Docs.

Zu guter Letzt soll noch angemerkt sein, dass Kinder über sechs Jahren erfahrungsgemäß oft Herausforderungen in der Führung bereiten, da die spielerische Art und Weise und das „Vortäuschen" von gewissen Untersuchungen bereits durchschaut und infrage gestellt werden. Aus oben genannten Gründen empfiehlt der Autor deshalb eine Teilnahme am Teddybärkrankenhaus für Drei-bis Sechsjährige (6). Andere Quellen sprechen von einer Zielgruppe von drei- bis achtjährigen Kindern (12).

Übersicht 3

- Angst stellt ein Gefühl dar, das sich in Situationen, die als bedrohlich empfunden werden, als besorgniserregend äußert. Dabei benötigt Angst keinen sichtbaren Trigger um zu entstehen und kann ungerichtet oder zukunftsorientiert auftreten. Furcht hingegen, ist die Reaktion des Körpers auf eine spezifische Bedrohung und induziert eine „Kampf-oder-Flucht-Reaktion"
- Aus neurologischer Sicht spielt die Amygdala eine sehr wichtige Rolle, einerseits in der Angst-/Furchtentstehung, andererseits im Angst-/Furchtgedächtnis. Die Amygdala dient als natürliches Alarmsystem des Körpers, um potenzielle Gefahren schnell zu erkennen. Durch ihre Aktivierung kommt es zu klassischen physischen Reaktionen wie Erstarrung.
- Unkontrolliert können Furcht und Angst zu Erkrankungen führen. Ein möglicher Therapieansatz besteht in der Konfrontation des Patienten mit der Angstquelle.

Im Teddybärkrankenhaus wird in ähnlicher Art und Weise dieses Prinzip zur Angstbekämpfung eingesetzt, idealerweise noch bevor die Kinder überhaupt wissen, dass sie ein Angst-/Furchtgefühl gegenüber medizinischem Personal oder Untersuchungen entwickeln könnten.

Studienlage 6

6.1 Verfügbarkeit

Wird in der Datenbank „PubMed" mit den Schlüsselwörtern „teddy bear hospital"
nach Ergebnissen gesucht, so liefert die Seite 38 Treffer (Stand 9. Februar 2020). Wird
in der Datenbank „Google Scholar" mit dem Schlüsselwort „Teddybärkrankenhaus"
nach Ergebnissen gesucht, so liefert die Seite 16 Treffer (Stand 9. Februar 2020).
Dies impliziert eine niedrige Datenlage bezüglich wissenschaftlicher Ergebnisse
zum Teddybärkrankenhaus. Störfaktoren während des Projekts sowie die Schwierig-
keit, einzelne Komponenten der Angst zu spezifizieren, könnten Gründe dafür sein
(2). Dennoch bestätigen Studien (17,4), dass Teddybärkrankenhaus-Projekte Angst
vor Krankenhäusern reduzieren und gleichzeitig dem Wissenserwerb zu Themen wie
Gesundheit und Krankheit dienen können (11).

Auffallend ist, dass es nach Meinung des Autors nur wenige Studien zum
Teddybärkrankenhaus gibt, in denen Kinder direkt nach ihren Ängsten („Hast du
Angst vor …?" „Ja/nein") befragt wurden.

In einer, durch den Autor in Eigenregie durchgeführten, Studie aus dem
Teddybärkrankenhaus in Feldkirch wurden 97 Kinder mittels fünfteiligem Bilder-
fragebogen im Interview, vor (Phase 1) und nach dem Besuch im Teddykrankenhaus (Phase 2), direkt nach ihren Ängsten befragt (z. B. „Hast du Angst vor der
Spritze?").

Eine weitere Studie in diesem Design stammt von Wong und Geilani. In
dieser Studie zeigte sich große Angst bei 200 Kindern vor Ärztinnen, Ärzten und
dem Krankenhaus sowie eine extreme Verbesserung dessen nach einem Besuch
im Teddybärkrankenhaus (17). In anderen Studien wurden visuelle Analog-
Skalen (4,3,7) bzw. „likert scales" (5) verwendet, um die entsprechenden

Daten zu erheben. Auch in diesen zeigten sich vielversprechende Ergebnisse.
So kam es beispielsweise in einer Studie von Dalley und McMurtrey zu einer
Senkung der erwarteten Schmerzintensität nach Nadelinjektionen (3). In einer
anderen Arbeit von Ottenheim und Sommeren kam es durch den Besuch im
Teddybärkrankenhaus zu einer positiveren Einstellung der Kinder gegenüber
medizinischem Personal und „krank sein".

6.2   Angst vor dem Rettungswagen

Im Teddybärkrankenhaus Feldkirch wird unter anderem ein Rettungswagen
zur Besichtigung aufgestellt. Zwar wurde in der oben genannten Studie nicht
erhoben, wer von den Kindern diesen auch besucht hatte, jedoch ließ sich aus
den Daten schließen, dass es durch die Besichtigung zu einer Angstreduktion
gekommen war, vor allem bei den Knaben.

In einer Prä-Post Studie zum Teddybärkrankenhaus in Greifswald fand sich
ebenfalls eine (nicht signifikante) Angstreduktion vor dem Rettungswagen nach
der Teilnahme am Projekt. Auch hier arbeiteten die Autoren mit einem fünf-
teiligen Bilder-Fragebogen, jedoch waren die Bilder gezeichnet (Abhorchen,
Spritze, Zahnarzt, Rettungswagen, Gipsbein). Mittels dreiteiliger visueller Ana-
logskala und einer „hospital rating fear scale" (HRFS) wurden die Kinder zwei
bis fünf Wochen vor und unmittelbar nach dem Besuch im Teddybärkrankenhaus
im Interviewformat befragt (7).

6.3   Angst vor dem Stethoskop/Abhorchen

Die Datenlage impliziert außerdem, dass nicht-invasive Untersuchungen in
Krankenhäusern weniger Angst einflößend sind als invasive Untersuchungen.
Zu diesem Ergebnis kamen unter anderem Dalley und McMurtry (3) sowie die
Autoren der Studie des Teddybärkrankenhauses in Feldkirch.

In Feldkirch hatten knapp 94 % der Kinder nach eigener Aussage keine Angst
vor dem Stethoskop.

In der oben genannten Studie aus Greifswald fiel auf, dass ein hoher Anteil
der Kinder vor dem Besuch im Teddybärkrankenhaus keine Angst vor dem
Abhorchen hatte (mehr als 80 %) (7). In der zweiten Phase dieser Studie gaben
die Kinder noch weniger Angst vor dem Abhorchen an. Das Stethoskop war dort
auch das einzige Objekt, bei dem eine statistisch signifikante Angstreduktion
nachgewiesen werden konnte (7).

Zu ähnlichem Ergebnis mit nicht signifikanter Angstreduktion kamen auch Dalley und McMurtry. Hier sanken die durchschnittlichen Angstlevel von ursprünglich 2,24 auf 2,11 Punkte. In ihrer Studie mit 71 Kindern untersuchten sie, ob durch erlernbare Bewältigungsstrategien Angst und Schmerz in Korrelation mit medizinischen Untersuchungen reduziert werden können. Hierfür entwickelten sie eine Teddy-Klinik-Tour in einer Tierklinik. Mittels Angst-Skala und Schmerz-Skala, die aus fünf bzw. sechs Smileys (entsprechend 0–4 Punkten, bzw. 0–10 Punkten) aufgebaut waren, wurden die Kinder im Prä-/Post-Design zu Injektionsnadeln, Stethoskop und Katzenbaby befragt (3).

Subjektiv auffallend in der Studie aus Feldkirch war, dass fast alle Kinder das Stethoskop an Hand des Bildes erkannten und auch benannten. Dieser Aspekt wurde zwar nicht gezielt untersucht, jedoch gibt es Studien, die zeigen, dass Kinder bereits früh ihre eigenen Assoziationen zu Instrumenten wie Stethoskopen oder Spritzen entwickeln und diese auch selbstständig benennen können (3).

6.4   Angst vor dem Gips

In Phase zwei der Studie aus Feldkirch war mit 18,56 % von vormals 13,39 % eine Steigerung der Angst vor der Gips-Hand zu verzeichnen. Über den Grund dafür konnten die Autoren lediglich spekulieren. Möglicherweise könnte dies damit zusammenhängen, dass beim Teddybärkrankenhaus-Projekt der Gips an einer nicht betreuten Station vorgefertigt für die Kinder selbst zum Ausprobieren bereitlag. Eventuell wurden die Kinder dadurch an ein (selbsterlebtes) traumatisches Ereignis erinnert, welches die Angst konsekutiv verstärkte. Dies würde bedeuten, dass es im Rahmen des Teddybärkrankenhaus auch zu einer Angststeigerung vor gewissen Situationen kommen kann, sofern die entsprechenden Szenarien die Kinder an ein traumatisches Ereignis erinnern sollten.

In der Studie zum Teddybärkrankenhaus in Greifwald wurde das Gips-Bein mit einer Angst vor der „Trennung des zu Hauses" assoziiert, was bereits in früheren Studien als Angstfaktor bei der Hospitalisierung von Kindern galt. In Greifswald gaben bei der Befragung mehr als 60 % der Kinder an, Angst vor dem Gips zu haben. Somit war die initiale Angst vor dem Gips deutlich höher als in der Arbeit aus Feldkirch (13,39 %). Im Unterschied zu dieser Studie war jedoch in Greifswald ein Gips-Bein auf dem gezeigten Bild dargestellt. Nach der dortigen zweiten Befragung kam es zwar zu einer Besserung der Angst, die jedoch statistisch nicht signifikant war (7).

6.5   Angst vor Injektionsnadeln/Spritzen

Die Zahlen aus der Literatur implizieren einen generell hohen Angstfaktor vor
Injektionsnadeln/Spritzen. In Bezug auf die aktuelle Impf-Problematik könnte
dies ein weiteres Problem darstellen. Es ist bekannt, dass bei Angst vor einer
Injektion im Kindesalter Impfungen/Immunisierungen eher abgelehnt werden und
Spritzenphobien im Erwachsenenalter entstehen können (3).

Nach der Teilnahme am Teddybärkrankenhaus in Feldkirch kam es zu einer
geringen Angstreduktion vor Injektionsnadeln, jedoch bestand auch nach dem
Besuch noch ein deutlicher Angst-Aspekt (52 % auf 46 %).

In der Studie von Dalley und McMurtry konnte keine erfolgreiche Angstreduktion vor Spritzen festgestellt werden. Hingegen zeigten sie, dass das Teddybärkrankenhaus die Schmerzintensität von Nadelinjektionen senken kann (3).

In der Studie zum Teddybärkrankenhaus in Greifswald war die Angst vor der
Spritze ebenfalls der medizinische Gegenstand mit dem höchsten Angstfaktor
(mehr als 70 %). In der zweiten Befragung nach dem Teddybärkrankenhaus
gaben dort 20 % der Kinder an, weniger Angst vor der Spritze zu haben, jedoch
war auch hier der Unterschied statistisch nicht signifikant (7).

6.6   Operations-Saal

In der Studie aus Feldkirch zeigte sich eine deutliche Angstreduktion vor dem
Operations-Saal. Nach dem Wissen der Autoren lagen zum Zeitpunkt der Durchführung der Studie keine weiteren Arbeiten zur Angst vor Operations-Sälen vor
und nach Besuchen im Teddybärkrankenhaus vor.

6.7   Ärztinnen und Ärzte

Es finden sich auch Studien zum Teddybärkrankenhaus, die eine Angstreduktion
vor ärztlichem Personal zeigen. So zeigten Wong und Geilani in einer Studie
im Jahr 2002 große Angst bei 200 Kindern vor Ärztinnen und Ärzten und dem
Krankenhaus sowie eine extreme Verbesserung dessen nach einem Besuch im
Teddybärkrankenhaus. Dieses Ergebnis motivierte sie zu einer weiteren Studie
im Jahr 2004, in die 57 Kinder (2–12 Jahre) eingeschlossen wurden. Mittels
likert scale scores (1–7 Punkte) konnte dann eine signifikante Angstreduktion
der Kinder vor ÄrztInnen und dem Krankenhaus nach der Teilnahme am
Teddybärkrankenhaus in Barnsley (England) aufgezeigt werden (17).

6.8 Angstreduktion und Erfahrungen für die Kinder

Insgesamt wurden in der Studie zum Teddybärkrankenhaus in Feldkirch vor der Teilnahme die gezeigten Bilder insgesamt 120 Mal mit „Ja" (=Angst) bewertet, in der zweiten Phase 89 Mal. Dies entspricht einer Reduktion von 25,84 %.

Neben den bereits erwähnten Studien bestätigen auch weitere Daten die positiven Effekte von Teddybärkrankenhaus-Projekten. 2008 wurde beispielsweise eine Studie zum Teddybärkrankenhaus von Bloch und Toker veröffentlich. 91 Kinder (davon waren 50 Kinder in der Kontrollgruppe) im Alter von drei bis sechseinhalb Jahren wurden in die Studie eingeschlossen und durch Befragung mittels visueller Angst-Skala (Emojis) wurden die Angst-Level für potenzielle Krankenhausaufenthalte, jeweils einen Tag vor und eine Woche nach der Teilnahme am Teddybärkrankenhaus, evaluiert. Die Studie zeigte die positiven Effekte des Teddybärkrankenhaus auf, mit signifikant niedrigeren Angst-Levels in der Gruppe von Kindern, die das Teddybärkrankenhaus besucht hatten, im Vergleich zur Kontrollgruppe (4).

Leonhart et al. publizierten 2014 eine Studie im Prä-/Post Design, in welcher erstmals die Effekte eines Besuchs im Teddybärkrankenhaus in Bezug auf das Wissen von 131 Kindern (81 Kinder vs. 58 in Kontrollgruppe) aus 14 Kindergärten zu den Themen Gesundheit, Krankheit sowie medizinischen Untersuchungen und Eingriffen untersucht wurden. Durch Zeichnungen und konkrete Befragung wurde das Wissen der Kinder in Kleingruppen evaluiert. Die Ergebnisse zeigten, dass die Kinder, die das Teddybärkrankenhaus besucht hatten ihr Wissen über Körper, Gesundheit und Krankheit steigern konnten (2).

Van Sommeren und Ottenheim veröffentlichten 2018 eine größere Studie mit insgesamt 543 Kindern in Leiden. Das Studiendesign beinhaltete vier Fragen, zu denen eine sieben-Punkte-„likert-scale" erstellt wurde. Die Fragen wurden zu drei Zeitpunkten gestellt: einmal vor der Teilnahme am Teddybärkrankenhaus; einmal vor der Teilnahme am Teddybärkrankenhaus, nachdem die PädagogInnen mit den Kinder Lernmaterial zum Thema Krankenhaus bearbeitet hatten; und einmal nach der Teilnahme am Teddybärkrankenhaus. Die Ergebnisse zeigten eine signifikante Verbesserung der Einstellung der Kinder zu ÄrztInnen und Krankheit sowie eine Verbesserung der Einstellung der Kinder zu Krankenhausbesuchen. Ein eventueller Einflussfaktor könnten hier die Pädagoginnen und Pädagogen darstellen, welche den Kindern die Fragen gestellt hatten (5).

Eine weitere Studie wurde von Husoy 2012 durchgeführt. Hier wurden die Zeichnungen von Kindern ausgewertet, die das Teddybärkrankenhaus besucht hatten. Schlussfolgerung war, dass Teddybärkrankenhäuser eine durchaus positive Erfahrung für Kinder sind (11).

In der Diplomarbeit von Engelhardt wurden 77 Kinder vor und nach dem Teddybärkrankenhaus in Wien interviewt. Die Ergebnisse zeigten, dass das Teddybärkrankenhaus die Stimmungslage der Kinder zu ärztlichem Personal und zu Krankenhäusern verbessern sowie Angst reduzieren und Wissen steigern kann (18).

Zur effektiven Durchführung von Teddybärkrankenhäusern finden sich ebenfalls Studien. Eine davon von Santen und Feldman (1994). Nach Durchführung eines dreitägigen Teddybärkrankenhaus in Lexington (United States) mit 2300 TeilnehmerInnen schlagen die Autoren vor, Check-ups im Teddybärkrankenhaus auf eine Zeit von maximal 30 min zu begrenzen sowie eine verständliche Sprache im Umgang mit den Kindern zu benutzen (19). Weiters soll eine „Hands-on-play" Technik verwendet werden und den Kindern soll erlaubt sein, ihre fünf Sinne zu verwenden, bei den Untersuchungen mitzuhelfen und so zu lernen (11).

Ein weiterer Vorteil von Teddybärkrankenhäusern ist die Möglichkeit zum Wissenserwerb bezüglich Kommunikation mit Kindern und Verständnis deren Weltbildes (5). Es gibt weitere Studien, die diesen Benefit unterstreichen (20), beispielsweise wiederum von Wong und Geilani (17).

Übersicht 4
- Die Datenlage bezüglich wissenschaftlicher Ergebnisse zum Teddybärkrankenhaus ist niedrig.
- Dennoch lässt sich festhalten, dass mehrere Studien bestätigen, dass Teddybärkrankenhäuser die Angst vor diversen Untersuchungen sowie medizinischem Personal reduzieren können.
- Gleichzeitig ermöglichen die Projekttage den teilnehmenden Teddy-Docs eine Möglichkeit zum Erwerb von Wissen sowie zu verbesserter Kommunikation mit Kindern und Verständnis für diese.

Projekthandbuch 7

Das folgende Kapitel beschreibt einen möglichen Zugangsweg, um ein Teddybär-krankenhaus aufzubauen und zu organisieren.

Schritt 1: Kennen Sie Ihr Warum?
Hinter der Organisation eines Teddybärkrankenhauses steckt eine Menge an Aufwand. Um schwere Zeiten mit scheinbar unüberwindbaren Aufgaben besser meistern zu können, hilft es nach Erfahrung des Autors, sich immer wieder den Grund für die Umsetzung des Projektes in Erinnerung zu rufen. So werden Sie sich stets auf die positiven Aspekte beziehen und weitermachen, wenn Sie versucht sind aufzugeben.

Schritt 2: Finden Sie eine Location für das Event
In der Regel finden Teddybärkrankenhaus-Projekte in Krankenhäusern statt. In manchen Ländern werden aber auch andere öffentliche Gebäude wie Einkaufs-zentren für die Projekttage eingesetzt. Wenn Ihr Projekt in einer Klinik stattfinden soll, ist es hilfreich, vorab nach Unterstützung bei der Krankenhausverwaltung sowie der Abteilung für Kinder- und Jugendheilkunde zu fragen. In diesem Zusammenhang ist es sinnvoll, sich zuvor ein Konzept zum Projektmanagement zu überlegen, das Sie im Zuge dessen bereits vorlegen können (Idee hinter dem Projekt, Benefit für Kinder/Mediziner/Klinik, Plan zur Umsetzung, erwartete Kosten etc.).

Schritt 3: Gründung eines Organisations-Teams
Je mehr Teilnehmerinnen und Teilnehmer Sie für Ihr Projekt gewinnen wollen, desto mehr Aufwand werden Sie investieren müssen. Es ist sinnvoll, bereits vorab ein Team für die weitere Organisation des Projekts aufzubauen, zum Beispiel mit folgender Aufgaben-Verteilung:

© Der/die Herausgeber bzw. der/die Autor(en), exklusiv lizenziert durch
Springer Fachmedien Wiesbaden GmbH, ein Teil von Springer Nature 2020
D. Klug, *Projekt Teddybärkrankenhaus,* essentials,
https://doi.org/10.1007/978-3-658-29979-8_7

- Projekt-Leitung
- Human Ressources (Akquise und Betreuung der „Teddy-Docs")
- Sponsoring und Finanzen
- Social Media und Marketing (Homepage-Betreuung, Kommunikation etc.)

Regelmäßige Meetings fördern die Kommunikation im Team und helfen Ihnen, den Überblick über Ihr Projekt zu behalten. Eine ausführliche Vorbereitung ist der Schlüssel zum Erfolg.

Schritt 4: Termin festlegen
Sobald der Termin für Ihre Projekttage feststeht, kommt Ihr Teddybärkrankenhaus der Verwirklichung einen Schritt näher. Dies sorgt auch für die nötige Motivation, um den von Ihnen vorgegebenen Zeitplan einzuhalten.

Aus Erfahrung des Autors entsteht der ideale Zeitpunkt zur Durchführung der Projekttage unter Berücksichtigung der Termine der Kindergärten in Ihrer Umgebung, eventuell vorhandenen Schulferien sowie Prüfungen der Studierenden bzw. der Schülerinnen und Schüler. Um möglichst viele Freiwillige rekrutieren zu können, bietet sich beispielsweise ein Termin während der Ferienzeit der Auszubildenden an.

Die Dauer des Events ergibt sich aus Ihren individuellen Ambitionen. Für Projekte mit einer Teilnehmerzahl von weniger als 800 Kindern sollten zwei Veranstaltungstage genügen. Wenn Sie Größeres anstreben, können Sie auf drei bis vier Projekttage verlängern.

Je mehr Kinder sich für Ihr Teddybärkrankenhaus registrieren, desto mehr Freiwillige bzw. Teddy-Docs benötigen Sie (Richtlinie: z. B. 200 Freiwillige für 1000 Kinder). Eine optimale Planung diesbezüglich ermöglicht Ihnen eine 1-zu-1-Betreuung der Kinder sowie eine bessere Qualität der Veranstaltung mit kürzeren Wartezeiten.

Mögliche Öffnungszeiten: z. B. 8:30–12:00 Uhr und 13:30 bis 16:00 Uhr. Anhand Ihrer Öffnungszeiten können Sie Ihr Krankenhaus in verschiedene Zeitslots, beispielsweise zu je 40 min einteilen. Pro Slot können Sie aus Erfahrung ca. 50 Kindern einen Besuch im Teddybärkrankenhaus ermöglichen. Wenn Sie zum ersten Mal ein solches Projekt veranstalten, empfiehlt es sich, anfangs mit wenigen Kindern und mehr Freiwilligen zu beginnen.

In diesem Zusammenhang ist es auch erwähnenswert, dass Sie die Chance nutzen, Auszubildende aus verschiedenen Fachdisziplinen (Medizin, Krankenpflege, Physiotherapie, Pharmazie, Radiologietechnologie etc.) die Vorteile einer produktiven Zusammenarbeit auf Augenhöhe erleben zu lassen. In einem echten Krankenhaus arbeiten schließlich auch diverse Fachdisziplinen unter einem

Dach mit einem gemeinsamen Ziel: nämlich der Betreuung und Genesung der Patientinnen und Patienten. Dieses Prinzip gilt auch im Teddybärkrankenhaus. Ein teamorientiertes Arbeiten auf Augenhöhe bringt in diesem Zusammenhang erfolgreiche Ergebnisse.

Schritt 5: Vorbereitung zählt – Safety first!

Sobald Sie den Veranstaltungsort gewählt haben, sollten Sie sich auch davon überzeugen, dass die nötigen Sicherheitsvorschriften eingehalten werden können. Dies beginnt bei der Überprüfung der Raumgröße unter Korrelation der erwarteten Anzahl an Teilnehmenden (Kinder und Teddy-Docs). Weiterhin sollten Fluchtwege vorhanden bzw. frei zugänglich sein. Darüber hinaus sollte auch der Versicherungsstatus des Gebäudes bzw. des Raumes überprüft werden. Vorsorge ist hier besser als Nachsorge.

Unter Berücksichtigung des Themas Sicherheit sollten Sie vorab auch für unangenehme Zwischenfälle vorbereitet sein. Beispielsweise werden während der Projekttage nicht selten Fälle von häuslicher Kindesmisshandlung aufgedeckt. Die Kinder benutzen erfahrungsgemäß ihre Kuscheltiere, um auf Verletzungen oder Traumata ihrerseits aufmerksam zu machen. Sollte es zum Verdacht oder zur Aufklärung solcher Fälle kommen, sollten Sie sich bereits vorab einen entsprechenden Stufenplan überlegt haben, um diesen Fällen professionell nachzugehen. Die Verantwortung liegt hier bei Ihnen und kann bei optimalem Management positive Veränderungen für das Leben der betroffenen Kinder bedeuten.

Schritt 6: Logo

Ein Logo kann ein Unternehmen und dessen Mission visualisieren. In vielen Ländern finden Sie Dachorganisationen von Teddybärkrankenhaus-Projekten (in Österreich beispielsweise die AMSA – „Austrian Medical Students Association"), welche meist bereits ein Logo designet haben. Falls nicht, können Sie Ihr eigenes Logo entwerfen oder entwerfen lassen.

Schritt 7: Homepage und Social Media Accounts aufsetzen

In der heutigen Zeit ist eine professionelle Online-Präsenz Pflicht, wenn es um die Organisation Ihres Projektes geht. Eine Webseite sowie Facebook, Instagram und Co. können mit wenig finanziellem Aufwand eine große Anzahl an Menschen erreichen.

Die Homepage dient gleichzeitig als Ihr Anmeldesystem für die Projekttage. Im Zuge dessen können Sie dort auch die AGBs bzw. die Anmeldebedingungen für Ihr Teddybärkrankenhaus platzieren.

Diese können beispielsweise folgende Punkte beinhalten:

- Ablauf des Projekts
- Ihrerseits angebotene Lebensmittel während der Projekttage (z. B. Obst für die Apotheke)
- evt. vorhandene Allergien bzw. Unverträglichkeiten müssen Ihnen vorab durch die Eltern oder pädagogischen Mitarbeitenden mitgeteilt werden
- Fotorechte: sollte ein Kind während der Projekttage nicht fotografiert werden dürfen, muss dies ebenfalls vorab mitgeteilt werden
- Haftung im Schadensfall.

Stellen Sie sicher, dass Sie beim Anmeldeformular einen Button installieren: Auf diese Weise können die Eltern bzw. die Kindergartenpädagoginnen und -pädagogen Ihren Teilnahmebedingungen zuzustimmen.

Da das Teddybärkrankenhaus ein Non-profit-Event ist und die Finanzierung somit gänzlich von Sponsoring abhängt, können Sie Ihren Unterstützenden im Gegenzug eine Präsenz auf Ihren Webseiten anbieten.

Ein weiterer Punkt ist die Installation von Email-Adressen: Ihr Team wird diese für diverse Anfragen bzw. Registrierungsprozesse benötigen. Wiederum können diese von Ihrer Teddybärkrankenhaus-Dachorganisation bereitgestellt werden. Sollte dies nicht möglich sein, können Sie Ihre eigenen Mail-Adressen erstellen.

Schritt 8: Geld und Goodies sammeln
Wie oben erwähnt, sind Teddybärkrankenhäuser Charity- bzw. Non-profit-Projekte, das heißt die Finanzierung der benötigten Materialien, Lebensmittel und Räumlichkeiten erfolgt ausschließlich durch Sponsoring von diversen Unternehmen und Privatpersonen.

Insofern ist es nötig, möglichst viele Sponsoren bzw. möglichst viel Geld zu akquirieren, um alle Kosten zu decken. Mehr Geld bedeutet: vermehrte Möglichkeiten und somit auch ein maximiertes Erlebnis für die Kinder. Mit einem Budget von ca. 2000 EUR ist ein Teddybärkrankenhaus in sehr guter Qualität umsetzbar, es gibt jedoch auch viele Länder, in denen mit deutlich weniger Geld qualitative Projekte umgesetzt werden.

Mit oben genanntem Betrag können Sie – so die Erfahrung des Autors – in zwei Tagen ca. 700 Kinder und ca. 100 Teddyärzte betreuen. Dies beinhaltet auch Verpflegung, Dekoration sowie die Anfertigung von Teddy-Doc-Shirts mit Aufdruck (sofern Sie dies wünschen). Weitere Kosten können anfallen, wenn Sie beispielsweise einen professionellen Fotografen buchen oder eine „After-Project-Party" für das freiwillige Helferteam organisieren wollen. Somit ist der gewünschte

Sponsoring-Beitrag natürlich auch abhängig von Ihren Plänen und Vorstellungen bezüglich des Projekts.

Für die Sponsoren-Akquise schreiben Sie einfach die Unternehmen an, von denen Sie sich ein Sponsoring wünschen. Diese Aufgabe gestaltet sich aus Erfahrung in der Regel als recht dankbar: Die meisten Menschen lassen sich schnell von der Idee hinter dem Projekt begeistern und werden Sie unterstützen wollen. Je nach Betrag können Sie den Sponsoren im Gegenzug beispielsweise Präsenz auf Ihrer Homepage, auf Ihren T-Shirts und/oder bei den Projekttagen in Form von Roll-ups etc. bieten.

Beachten Sie, dass es in manchen Ländern verboten ist, Sponsoring-Gelder auf privaten Bankkonten zu verwalten. Sprechen Sie vorab mit Ihrer Dachorganisation, um diesbezüglich einen legalen Ablauf zu gewährleisten und rechtliche Probleme zu vermeiden.

Notfalls können Sie Ihren eigenen Verein gründen, mit dessen Bankkonto Sie die Gelder verwalten.

Goodies

Um das Erlebnis für die teilnehmenden Kinder in Ihrem Teddybärkrankenhaus zu maximieren, empfiehlt der Autor die Implementierung von so genannten „Goodie-Bags" in Ihr Projekt-Konzept. Nachdem die Kinder die verschiedenen Stationen durchlaufen haben, erhalten sie diese, mit kleinen Geschenken gefüllte Taschen, als Erinnerung an ihren Besuch im Teddybärkrankenhaus. Die Taschen können Sie mit allerlei Spielsachen oder sonstigen Geschenken füllen. Diese wiederum lassen Sie sich von Ihren Sponsoren finanzieren. Mit Extra-Budget und für einen maximalen Werbeeffekt können Sie auch spezielle Stofftaschen als „Goodie-Bags" auswählen und diese mit Ihrem Logo bedrucken lassen.

Achten Sie bei der Auswahl der kleinen Geschenke darauf, ob die Kinder eventuell allergisch darauf reagieren oder sich daran verschlucken könnten. Des Weiteren empfiehlt es sich, nicht zu viele, oder, noch besser, gar keine Süßigkeiten einzufüllen. Schließlich wollen Sie auch Vorbild sein und die Gesundheit der jungen Teilnehmenden fördern. Wählen Sie stattdessen z. B. Lebensmittel wie Obst.

Schritt 9: Teddy-Docs akquirieren

Ein wichtiger Prozess für ein erfolgreiches Projekt ist die Akquise von freiwilligen Teddy-Docs. Sollten Sie in einer Stadt leben, in der es eine medizinische Universität gibt, sollte dieser Schritt keine allzu großen Probleme bereiten. Leben Sie hingegen in der Peripherie, so kann diese Aufgabe eine Herausforderung darstellen.

Eine mögliche Herangehensweise zur Einteilung der Freiwilligen bei Ihren Projekttagen ist die 50:40-Regel. Das bedeutet: Sie betreuen 50 Kinder in einem Zeitfenster von 40 min. Für eine optimale Betreuung und ein maximales Erlebnis für die Teilnehmenden empfiehlt sich eine 1:1-Betreuung der Kinder. Ergo: Sie benötigen zumindest 50 Teddy-Docs für einen Vormittag oder Nachmittag. Sie könnten auch 50 Teddy-Docs für einen ganzen Tag einteilen, aus Erfahrung wird dies für die Beteiligten jedoch sehr anstrengend sein.

Somit empfiehlt es sich 100 Freiwillige für einen Projekttag für Ihr Projekt zu gewinnen: 50 für den Vormittag und 50 für den Nachmittag.

Leben Sie in der Nähe einer medizinischen Universität? Perfekt, dann treten Sie in Kontakt mit dieser Universität, berichten Sie von Ihrem Projekt und fragen Sie nach Unterstützung für die Akquise der freiwilligen Helfenden. Bereits eine Rund-Mail kann Ihnen zahlreiche Unterstützende für Ihr Teddybärkrankenhaus bringen.

Wenn Sie in der Peripherie leben, dann können Sie beispielsweise versuchen, Universitäten in Ihrer Nähe für Ihr Projekt zu gewinnen. Das gilt übrigens auch für pharmazeutische Universitäten. Zudem können Sie Krankenpflege-, Radiologietechnologie- oder Physiotherapieschulen in Ihr Projekt zu involvieren. Wie oben erwähnt, fördert dies eine frühe Zusammenarbeit verschiedener medizinischer Disziplinen auf Augenhöhe.

Sollten Sie über die Lehrinstitute nicht genügend Teddy-Docs akquirieren können, besteht eine weitere Möglichkeit darin, mittels Werbeanzeigen auf Ihr Teddybärkrankenhaus aufmerksam zu machen (z. B. auf Facebook oder Instagram). Der Registrierungsprozess der Teddy-Docs kann beispielsweise über Ihre oben erwähnten Email-Adressen erfolgen.

Starten Sie frühzeitig mit der Akquise, um Ihr Zeitmanagement aufrecht zu erhalten (z. B. drei bis vier Monate vor den Projekttagen). Berücksichtigen Sie Ferien-, Praktikum- sowie Prüfungszeiten der Auszubildenden.

Schritt 10: Bildmaterial

Für Promotion- bzw. Werbezwecke brauchen Sie Bildmaterial. Sollte Ihnen dieses nicht bereits durch frühere Projekt zu Verfügung stehen, können Sie ein Fotoshooting für Ihr Organisationsteam organisieren. Neben produktiven Ergebnissen bietet so ein Shooting eine ideale Möglichkeit zum Team-Building und Sie werden eine gute Zeit miteinander haben.

Im Zuge dessen können Sie auch bereits einen Fotografen/eine Fotografin für die Projekttage organisieren (Cave: nicht alle Kinder wollen bzw. dürfen fotografiert werden! Holen Sie hierfür unbedingt vorher die schriftliche Einwilligung der Erziehungsberechtigten ein und nennen Sie explizit den Zweck und die Verwendung dieser Fotos).

Schritt 11: Räumliche Planung der Stationen

Sobald die Location für Ihr Teddybärkrankenhaus feststeht, können Sie diese besuchen und sich Gedanken zur Einteilung sowie zum Aufbau der Stationen machen.

Eine sorgfältige Planung trägt wesentlich zu einem erfolgreichen Projekt bei: So können Sie sich vorab versichern, dass im Wartebereich genügend Platz für Stühle und Tische vorhanden ist (an den Tischen können die Kinder zum Beispiel spielen oder malen). Es empfiehlt sich den Wartebereich nahe der Toiletten zu platzieren.

Des Weiteren ist es sinnvoll, eine Garderobe vor dem Wartebereich einzuplanen, wo die Teilnehmenden gegebenenfalls nasse Kleidung deponieren können, falls an den Projekttagen das Wetter nicht mitspielen sollte. So vermeiden Sie Schmutz und rutschige Böden im Krankenhaus.

Für die Planung der einzelnen Stationen, wie Notfallambulanz, Chirurgie, Radiologie etc., soll Ihrer Kreativität und Fantasie an dieser Stelle freien Lauf gelassen werden (siehe Abb. 7.1).

Vergessen Sie auch beim Aufbau der Stationen nicht die nötigen Sicherheitsvorkehrungen zu treffen: Notausgänge müssen beispielsweise frei zugänglich

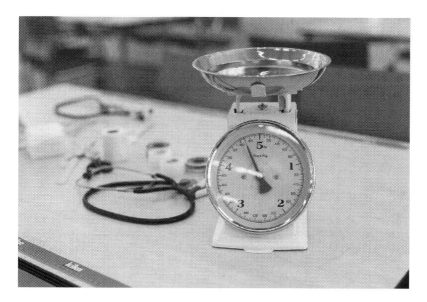

Abb. 7.1 Notfallambulanz mit Waage, Stethoskop und Verbandsmaterial

sein. Falls Sie eine Outdoor-Station einplanen (z. B. Besichtigung eines Krankenwagens) treffen Sie auch dort die nötigen Sicherheitsvorkehrungen. Sollte ein
Raucherbereich vor dem Eingang oder auf dem Weg zum Teddybärkrankenhaus
liegen, empfiehlt es sich, diesen aus Schutz vor den Kindern zu schließen bzw. an
einen anderen Ort zu verlegen.

Schritt 12: Konstruktion der einzelnen Geräte und Stationen
Sie können diesen Schritt vereinfachen, indem Sie ein Teddybärkrankenhaus in
Ihrer Nähe fragen, ob Sie deren Geräte ausleihen können.

Sollte diese Option nicht bestehen: Werden Sie kreativ! Alles, was Sie sich an
medizinischen Untersuchungsgeräten und Stationen wünschen, können Sie mit
etwas handwerklichem Geschick auch selbst kreieren.

In Folge einige Beispiele:

- Organ-Teddybär (z. B. genähte Organe in einen großen „ausgehöhlten" Teddy-
  bären einbauen, siehe Abb. 7.2)
- Labor-Teddybär (z. B. Port-System oder Harnkatheter mit Infusionsschläuchen
  einbauen und mit entsprechenden farbigen Teesorten füllen, siehe Abb. 7.3)
- Röntgen
- Ultraschall
- MRT
- CT
- EKG (siehe Abb. 7.4)
- Blutdruckmanschetten (siehe Abb. 7.5)
- Gipse (fragen Sie z. B. die Unfallchirurgie in Ihrer Klinik um Hilfe)

Schritt 13: Kindergärten einladen
Nun wird es Zeit die ersten Einladungen zur Teilnahme an Ihrem
Teddybärkrankenhaus zu versenden. Aus organisatorischen Gründen bietet es
sich an, vorerst Kindergärten über das Projekt zu informieren. Je nach Kapazität
Ihrer räumlichen und personellen Ressourcen können Sie eine gewisse Anzahl an
Plätzen für die Kinder vergeben.

Aus eigener Erfahrung empfiehlt der Autor ein Infoschreiben mit der Einladung für die Kindergärten per Mail anzuhängen (siehe Abb. 7.6).

Relevante inhaltliche Punkte sind:

- Projektidee und Ablauf
- Location
- Datum

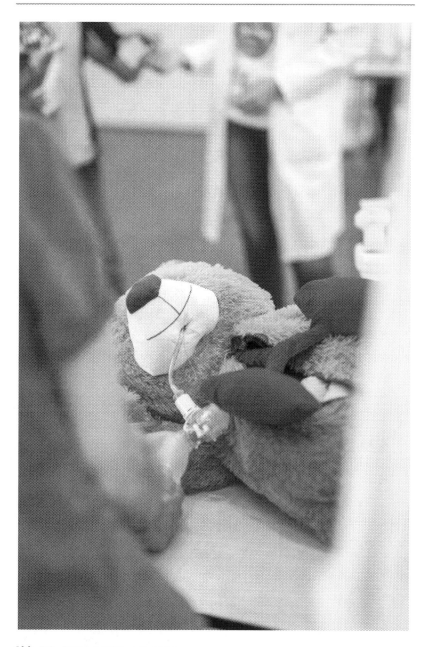

Abb. 7.2 Beatmeter Organ-Teddybär

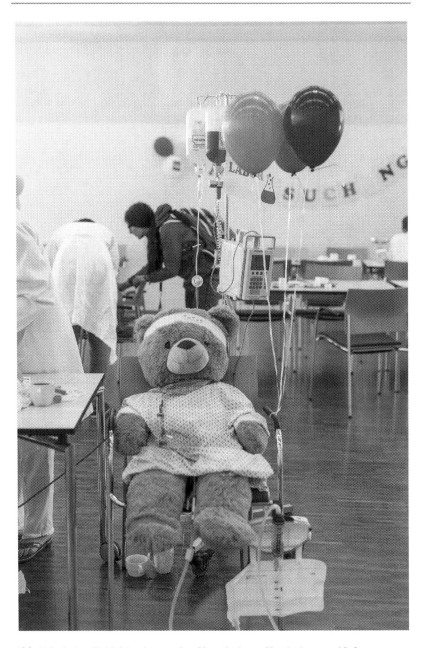

Abb. 7.3 Labor-Teddybär mit zentralem Venenkatheter, Harnkatheter und Infusomat

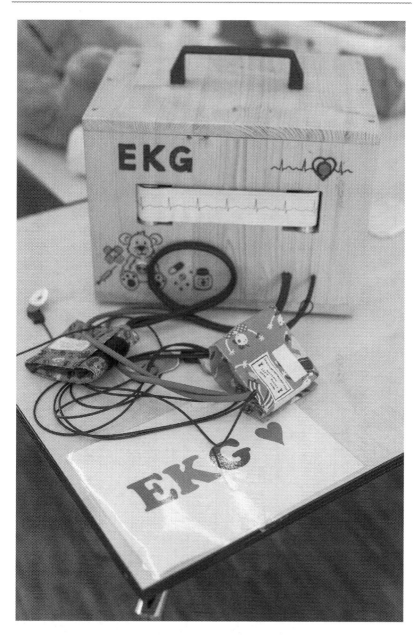

Abb. 7.4 Plüschtier-EKG

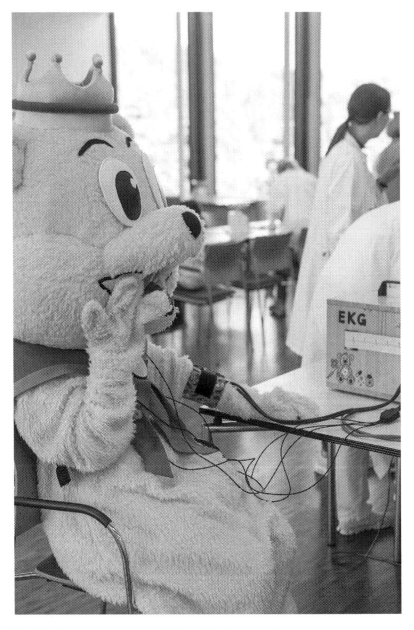

Abb. 7.5   Plüschmaskottchen mit EKG und Blutdruckmanschette

LANDESKRANKENHAUS FELDKIRCH
Akademisches Lehrkrankenhaus

Liebe Kindergartenpädagoginnen,
liebe Kindergartenpädagogen,

das Teddybärkrankenhaus wird dieses Jahr im Herbst zum ersten Mal in Vorarlberg – im LKH Feldkirch – eingerichtet. Kinder im Alter zwischen drei und sechs Jahren haben die Möglichkeit, ihre kranken oder verletzten Kuscheltiere behandeln zu lassen: Es wird geröntgt, Blut abgenommen und operiert – allerdings nicht an echten Patienten, sondern an Teddybären und Puppen. Die Behandlung - im Stationenbetrieb - wird sowohl von „Teddyärzten", Medizinstudierenden der österreichischen medizinischen Universitäten, als auch von „Teddypflegern", Schülerinnen und Schülern der GKPS Feldkirch, durchgeführt. Die Kinder erleben auf spielerische Art und Weise einen Krankenhausaufenthalt mit, ohne selbst Patient zu sein: Das soll ihnen die Angst vor dem Spital nehmen.

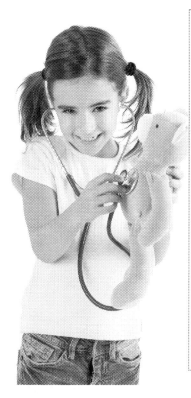

Seid dabei!

TEDDYBÄR

Wann?
Donnerstag, 22. September 2016
8:30 bis 11:30 Uhr und 14:00 bis 15:30 Uhr
Freitag, 23. September 2016
8:30 bis 11:30 Uhr und 14:00 bis 15:30 Uhr

Wo?
LKH Feldkirch, Panoramasaal
Carinagasse 47, 6800 Feldkirch

Anmeldung
Für die Planung melden Sie uns bitte Ihr grundsätzliches Interesse vorab per Mail (anna.edlinger@amsa.at) bis 17. Juni 2016

Wir bitten Sie um folgende Angaben:
◦ Name des Kindergartens sowie der Kindergartengruppe
◦ Name und Mailadresse der Ansprechpartnerin für die Gruppe
◦ Kinderanzahl
◦ Wunschtag:
Donnerstag, 22.09.2016 oder Freitag, 23.09.2016
◦ Wunschuhrzeit:
Vormittag, 8:30 bis 11:30 Uhr oder Nachmittag, 14:00 bis 15:30 Uhr
Ein Rundgang umfasst ca. 30 Minuten, bitte um konkrete Angabe für Wunsch- und Alternativzeit (z.B. Rundgang von 8:30 bis 9:00 Uhr)
ACHTUNG!
Teilnehmeranzahl ist begrenzt. First come, first serve.

Die verbindliche Anmeldung erfolgt von 20. bis 24. Juni 2016 online unter: www.teddy-krankenhaus-feldkirch.at

Abb. 7.6 Beispiel eines Infoschreiben an die Kindergärten. (Mit freundlicher Unterstützung des Organisationsteams des Teddybärkrankenhauses Feldkirch)

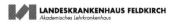

LANDESKRANKENHAUS FELDKIRCH
Akademisches Lehrkrankenhaus

Ablauf

* Wir bitten Sie, die Kindergartenkinder vorab auf die Themen Krankheit, Arztbesuch und Krankenhaus eingehend vorzubereiten.
* Die Kinder sollen sich bis zum Besuch im Teddybärkrankenhaus bereits eine Krankengeschichte für ihr Stofftier überlegt haben. In der Teddy-Klinik wird das Kuscheltier dann richtig behandelt und geheilt werden: Am Tag des Krankenhausbesuches muss das eigene, kranke Stofftier bitte unbedingt dabei sein!
* Der Besuch im Teddybärkrankenhaus dauert ca. 1 Stunde (ohne An- und Abreise).
* Es wird für jedes Kind eine kleine Obstjause und Wasser geben.
* Für die Organisation der An- und Abreise sind die Kindergärten selbst verantwortlich.
* Im „Wartezimmer" und nach dem „Arztbesuch" (d.h. nach Durchlaufen des Stationenbetriebes) werden die Kinder wieder von den Kindergartenpädagogen betreut.
* Durch das Teddykrankenhaus bzw. die Stationen werden die Kinder von den „Teddyärzten" bzw. den „Teddypflegern" geführt.
* Im Teddybärkrankenhaus werden Fotos gemacht und eventuell auf unserer Website und unseren anderen Social Media Plattformen (Facebook/Instagram) veröffentlicht. Falls Kinder nicht fotografiert werden dürfen, müssen die Pädagoginnen und Pädagogen bei der Anmeldung Bescheid geben, dann werden die Kinder selbstverständlich nicht fotografiert.

Genauere Infos finden Sie hier:
www.teddy-krankenhaus-feldkirch.at
www.amsa.at

☑ Teddybärkrankenhaus Feldkirch

☑ teddyhospital_flk

Organisation

Das Teddybärkrankenhaus ist ein Projekt, das von Medizinstudenten ehrenamtlich und eigenständig organisiert und veranstaltet wird:
Project Management
Logistics and Creativity
Publicity, Print and Social Media
Human Ressources
Sponsoring and Finances
Client Care

Das Organisationsteam ist Mitglied der Austrian Medical Students' Association (AMSA): Dabei handelt es sich um einen Verein österreichischer MedizinstudentInnen, der u.a. internationale Studentenaustausche, Sexualaufklärung an Schulen („Achtung°Liebe"), Aktionen zum Welt-Aids-Tag, Ernährungsberatung an Schulen („Grips statt Chips"), Nichtraucherkampagnen u.v.a. betreibt.

In großer Vorfreude,
das Organisationsteam des Teddybär-Krankenhauses Feldkirch

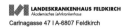

LANDESKRANKENHAUS FELDKIRCH
Akademisches Lehrkrankenhaus
Carinagasse 47 I A-6807 Feldkirch

Abb. 7.6 (Fortsetzung)

- Anmeldebeginn (z. B. ca. drei Monate vor den Projekttagen)
- Anmeldeschluss (z. B. ca. zwei Monate vor den Projekttagen)
- Anmeldedaten: Name des Kindergartens/der Gruppe, Begleitperson, Anzahl der Kinder, Kontaktdaten.
- Wunschtermin bzw. Wunsch zur Besuchszeit
- Information zu angebotenen Lebensmitteln während der Projekttage (Allergien)
- Vorbereitung: Die Kindergärten sollten mit den Kindern vorab Themen wie Gesundheit, Krankheit und Krankenhaus besprechen. Darüber hinaus sollte sich jedes Kind zuvor eine Erkrankung oder Verletzung für das Kuscheltier überlegen, das er/sie ins Teddybärkrankenhaus mitnehmen möchte.
- Beschreiben Sie, auf welchen Plattformen die Fotos veröffentlicht werden (Homepage, Social Media usw.). Kinder, die nicht fotografiert werden dürfen, müssen separat an den Projekttagen angemeldet werden.
- Die An- und Abreise muss von den Kindergärten eigenständig organisiert werden.
- Eine Bestätigung der erfolgreichen Anmeldung des Kindergartens erfolgt via E-Mail.
- Betonen Sie die Wichtigkeit einer pünktlichen Anreise.

Schritt 14: Organisation eines Informationsabends

Als Nächstes steht die Organisation eines Informationsabends für Ihre freiwilligen Teddy-Docs an. Für viele wird es der erste Einsatz im Teddybärkrankenhaus sein: Umso wichtiger ist eine ausreichende Schulung Ihrer Mitarbeitenden, damit bei den Projekttagen alles glatt läuft. Wichtig: Laden Sie hierzu auch Mitarbeitende aus dem Krankenhaus bzw. aus dem Gebäude, an dem Ihr Teddybärkrankenhaus stattfindet, zum Event ein. Ein möglicher Termin für dieses Event könnte beispielsweise relativ kurzfristig vor dem Projekt sein, beispielsweise am Abend zuvor.

Folgende Inhalte sollten Sie vermitteln

- Willkommensworte
- Warum ein Teddybärkrankenhaus?
- Erwartete Anzahl der teilnehmenden Kinder/Helfenden
- Ablauf der Projekttage
- Aufbau der Stationen
- Briefing der Teddy-Docs
- Get Together

Wenn es Ihnen gelingt, einen interessanten Speaker für sich zu gewinnen, können Sie das Event auch mit einer lehrreichen Vorlesung bzw. mit einer Keynote verbinden.

Cave: In manchen Ländern ist die Durchführung einer Informationsveranstaltung vor den Projekttagen sogar Pflicht, in anderen Ländern müssen Teddy-Docs vorab ein entsprechendes Training absolvieren (soziale Kompetenzen, Erste Hilfe etc.).

Schritt 15: Privatpersonen einladen

Mit der Organisation eines Teddybärkrankenhauses werden früher oder später auch diverse Medien und in der Folge natürlich auch Privatpersonen auf Sie aufmerksam werden. Wenn Sie genügend Ressourcen haben, können Sie auch diese zu Ihren Projekttagen einladen. Hierfür bieten sich erfahrungsgemäß die Nachmittage an, da die Kindergärten in der Regel die Vormittage für einen Besuch im Krankenhaus bevorzugen.

Mit der Einladung von Privatpersonen schaffen Sie sozusagen gleiche Teilnahme-Chancen für alle. Eine Möglichkeit zur Anmeldung können Sie über Ihre zuvor installierte Homepage anbieten. Versichern Sie sich im Zuge dessen, dass alle relevanten Informationen (siehe Schritt 13) auf der Homepage verfügbar sind und diversen Bedingungen vorab auch online zugestimmt werden. Auch bei den Privatpersonen sollten Sie nochmals die Wichtigkeit eines pünktlichen Erscheinens unterstreichen, um bei den Projekttagen selbst einen optimalen reibungsfreien Ablauf gewährleisten zu können.

Weiters sollten die Eltern (wie auch die Kindergartenpädagoginnen und -pädagogen) die Kinder vorab auf das Projekt vorbereiten, indem sie mit ihnen Themen wie Gesundheit, Krankheit und Krankenhaus besprechen. Natürlich bringen auch die Kinder von Privatpersonen ihr liebstes Kuscheltier mit ins Teddybärkrankenhaus.

Schritt 16: T-Shirts organisieren

Wenn es Ihr Budget erlaubt, können Sie für Ihre Teddy-Ärzte ein T-Shirt designen. Darauf können Sie beispielsweise Ihr Logo oder die Logos Ihrer Sponsoren aufdrucken (siehe Abb. 7.7).

Die T-Shirts kommen in der Regel sehr gut bei den Teilnehmenden an und bieten gleichzeitig eine gute Werbeplattform für Sie und Ihre Unterstützenden.

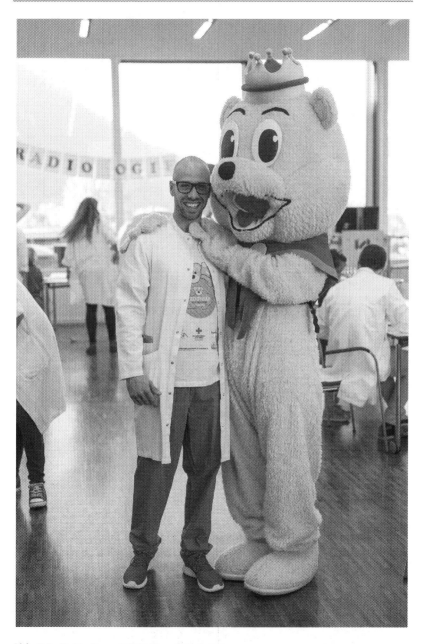

Abb. 7.7   Teddy-Doc mit T-Shirt und Maskottchen

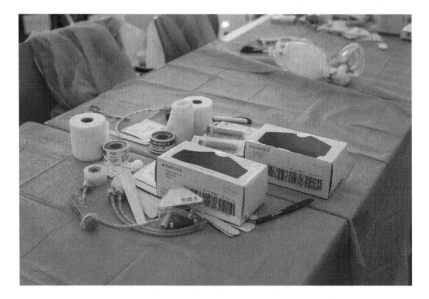

Abb. 7.8 Chirurgie-Station mit Intubationsset und OP-Material

Schritt 17: Equipment bestellen
Für die oben genannten Stationen werden Sie allerlei Equipment benötigen. Fragen Sie ein Krankenhaus in Ihrer Nähe, ob sie über die Materialwirtschaft etwas für Sie bestellen können. Die Utensilien können Sie individuell an die einzelnen Stationen anpassen (siehe Abb. 7.8).

Beispiele

- Malequipment (für den Wartebereich)
- Verbände
- Spritzen
- Waagen
- Maßbänder
- Fieberthermometer
- Pflaster
- Mundspatel
- OP-Equipment (z. B. grüne Mantel, Tücher, Hauben, Mundschutz)
- Obst (für die Apotheke)
- Dekoration (für den Eingangs- und Wartebereich)

Schritt 18: Werbung machen

Nachdem Sie alle Einladungen verschickt haben, können Sie bei Bedarf noch Werbung über diverse Medien schalten. Neben den klassischen Werbeportalen wie Radio, Zeitung und TV bieten sich vor allem soziale Netzwerke wie Facebook, Instagram und YouTube für Werbeanzeigen an. Jedoch sollten Sie nach Möglichkeit ein Overcrowding (und folglich lange Wartezeiten) an den Projekttagen vermeiden. Das Motto „Qualität statt Quantität" bewährt sich in diesem Zusammenhang auf jeden Fall.

Schritt 19: Dankbarkeit

Die Umsetzung Ihres Projektes wird sie viel Energie kosten. Umso dankbarer werden Sie Ihren Unterstützenden, Sponsoren und Begleitern sein. Teilen Sie es ihnen mit. Ein optimaler Zeitpunkt um „Danke" zu sagen, ist der oben genannte Informationsabend. Kleine Geschenke erhalten bekanntlich die Freundschaft!

Schritt 20: Vorbereitung einer Evaluation

Egal, wie viel Zeit und Mühe Sie in Ihr Projekt stecken werden: Es gibt immer Platz für Verbesserungen. Finden Sie heraus, wie Sie das Beste aus Ihrem Teddybärkankenhaus herausholen können.

Einerseits können Sie Ihr Organisationsteam nach Verbesserungen fragen.

Andererseits bietet sich an, Ihre freiwilligen Mitarbeitenden (Teddy-Docs) um Feedback zu bitten. Bereiten Sie hierfür einen Evaluationsbogen vor, welchen Sie während der Projekttage verteilen können.

Folgende Inhalte können Sie hierfür beispielsweise einbauen (Beurteilung mittels Punktesystem/Notensystem):

- Bewerten Sie die Location
- Bewerten Sie die Organisation der Projekttage
- Bewerten Sie das Zeitmanagement
- Bewerten Sie das Stress-/Forderungslevel während der Projekttage
- Was hat Ihnen am besten gefallen?
- Welche Verbesserungsvorschläge haben Sie?

Schritt 21: Vorbereitung von Zertifikaten

Als kleines Dankeschön für Ihre Teddy-Docs können Sie diesen ein Zertifikat ausstellen, in welchem Sie sich für ihren Einsatz bedanken und diesen bestätigen. Dies dient als Erinnerung an die Projekttage und als Motivation im nächsten Jahr, wieder bei Ihrem Projekt dabei zu sein.

Darüber hinaus können die Teddy-Docs das Zertifikat als Referenz verwenden, falls sie in Zukunft eine Arbeit mit pädiatrischem Hintergrund wählen sollten.

Schritt 22: Checkliste
Der Autor empfiehlt, einen Tag vor dem Event eine Checkliste anzufertigen, um nochmals sicher zu gehen, dass an den Projekttagen alles glatt läuft.

Darüber hinaus sollten auch die oben genannten Goodie Bags vor den eigentlichen Projekttagen befüllt werden. Bitten Sie diesbezüglich Ihre Teddy-Docs um Hilfe: Je mehr helfende Hände Ihnen zur Verfügung stehen, desto besser.

Schritt 23: Zeigen Sie Führungsstärke
Wenn der große Tag kommt und Ihr Teddybärkrankenhaus die Tore öffnet, sollten Sie einen klaren Kopf bewahren, fokussiert bleiben und gleichzeitig selbstbewusst und freundlich auftreten. Zeigen Sie nicht, dass Sie gestresst sind. Als Projektleitender projizieren Sie diesen Stress auf Ihr Team und schlussendlich auch auf die Kinder.

Bevor das Event startet, empfiehlt es sich, Ihr Team nochmals über alle Abläufe und etwaige Änderungen zu informieren.

Während der Projekttage sollten Sie regelmäßige Check-ups durchführen: Prüfen Sie, ob an den Stationen Materialien aufgefüllt werden müssen und fragen Sie Ihre Teddy-Docs, ob Sie Ihnen helfen können. Sollten Sie um Interviews gebeten werden, sprechen Sie langsam und deutlich.

Viel Erfolg!

Schritt 24: Projektbericht erstellen
Nach den Projekttagen folgt die Verfassung eines Projektberichts. Inhaltlich sollte dieser aus Informationen wie Teilnehmeranzahl, wichtigen Gästen, inspirierenden Geschichten etc. sowie vor allem Bildern der Projekttage bestehen.

Schicken Sie den Projektbericht zeitnahe nach der Veranstaltung an die teilnehmenden Kindergärten, Ihre Unterstützenden und Sponsoren. Dies ist gleichzeitig eine gute Möglichkeit um nochmals „Danke!" zu sagen.

Schritt 25: Nachbereitung
Nach dem Teddybärkrankenhaus ist vor dem Teddybärkrankenhaus. Somit trägt auch eine professionelle Nachbereitung zum Erfolg Ihres Projekts bei.

Versorgen Sie Ihre Social-Media-Kanäle regelmäßig mit Foto- und Videomaterial, damit das Erlebnis für alle in Erinnerung bleibt. Dadurch akquirieren Sie nicht nur neue Fans, sondern auch neue Unterstützerinnen, Unterstützer und Sponsoren.

Darüber hinaus empfiehlt es sich, ein Team-Meeting zur Nachbesprechung zu organisieren. Zu diesem Anlass können Sie, sofern Ihr Projekt in einer Klinik stattgefunden hat, auch die Klinikleitung einladen:

- Was ist gut gelaufen?
- Was könnte nächstes Jahr besser gemacht werden?
- Wie ist das Ergebnis der Evaluation ausgefallen?
- Gleichzeitig können Sie einen Event-Termin für das nächste Jahr festlegen.

7.1 Checkliste

- Finden Sie eine Location für das Event
- Gründung eines Organisations-Teams
- Termin festlegen
- Safety first: Sicherheits-Vorbereitungen, Notausgänge, Versicherungen...
- Logo erstellen
- Homepage und Social Media Accounts aufsetzen
- Geld und Goodies sammeln
- Teddy-Docs akquirieren
- Bildmaterial erstellen
- Räumliche Planung der Stationen
- Konstruktion der einzelnen Geräte und Stationen
- Kindergärten einladen
- Organisation eines Informationsabends
- Privatpersonen einladen
- T-Shirts organisieren
- Equipment bestellen
- Werbung machen
- Vorbereitung von Zertifikaten
- Vorbereitung einer Evaluation
- Checkliste für die Veranstaltungstage erstellen
- Zeigen Sie Führungsstärke
- Projektbericht erstellen
- Nachbereitungs-Meeting

Zusammenfassung – was Sie aus diesem *Essential* mitnehmen können

8

- Für Kinder stellen Aufenthalte in einer Klinik oder in einer Arztpraxis oftmals eine stressintensive Erfahrung dar, die nicht selten mit Angst verbunden ist (1). Dies führt nicht nur zu einer emotionalen Belastung der Kinder, des Personals sowie der Eltern (6), sondern auch zu Verzögerungen in der Diagnostik und längeren Behandlungszeiträumen (5). Die negativen Folgen ziehen sich oft bis in das Erwachsenenalter. Werden die Kinder jedoch vorab über die Klinik bzw. die Untersuchungen und das Personal informiert, führt dies zu positiven Effekten wie beispielsweise Angstreduktion (3).
- Ein wichtiger Ort der Angstentstehung, Angstverarbeitung sowie des Angstgedächtnisses ist die Amygdala, ein Teil unseres limbischen Systems im Gehirn (15). Ein möglicher Zugang zur Angstbekämpfung ist die direkte Konfrontation mit dem Objekt/der Situation, welche die Angst hervorruft (6).
- Im Teddybärkrankenhaus wird dieses Prinzip angewendet, idealerweise noch bevor die Angst überhaupt entsteht. Teddybärkrankenhäuser sind Non-profit Projekte, die vorwiegend von Medizinstudierenden, aber auch Auszubildenden aus weiteren medizinischen Disziplinen organisiert werden, um Kindern ab einem Alter von drei Jahren spielerisch die Angst vor der Klinik, medizinischem Personal und Untersuchungen zu nehmen. Hierfür werden möglichst realitätsgetreu verschiedene Stationen, wie sie auch in einer echten Klinik zu finden sind, aufgebaut. Die Kinder überlegen sich vorab eine Erkrankung oder eine Verletzung für ihr Kuscheltier, das sie ins Teddybärkrankenhaus mitbringen. Gemeinsam mit freiwilligen Teddy-Docs werden die oben genannten verschiedenen Stationen spielerisch durchlaufen, um die plüschigen Patienten zu heilen. Dabei sollen die Kinder möglichst oft in die diagnostischen und therapeutischen Abläufe involviert werden (6).

© Der/die Herausgeber bzw. der/die Autor(en), exklusiv lizenziert durch
Springer Fachmedien Wiesbaden GmbH, ein Teil von Springer Nature 2020
D. Klug, *Projekt Teddybärkrankenhaus,* essentials,
https://doi.org/10.1007/978-3-658-29979-8_8

- Mehrere Studien untermauern mittlerweile die Wirksamkeit von Teddybär-krankenhäusern (17,4). Gleichzeitig können die Projekte dem Wissenserwerb zu Themen wie Gesundheit und Krankheit dienen (11).
- Die Durchführung des Projekts ist anspruchsvoll und mit einem hohen organisatorischen sowie zeitlichen Aufwand verbunden (6).

Literatur

1. Amsler K. (2015). Teddy Bear Clinics: A "Paws-On" Health Education Model. URL https://www.google.com/search?client=safari&rls=en&q=Teddy+Bear+Clinics:+A+%E2%80%9CPaws-On%E2%80%9C+Health+Education+Model.&ie=UTF-8&oe=UTF-8 Zugegriffen: 11.2.2020
2. Bloch, YH & Toker, A (2008). Doctor, is my teddy bear okay? The "Teddy Bear Hospital" as a method to reduce children's fear of hospitalization. The Israel Medical Association Journal 10: 597–599
3. Coyne IT & Conlon, J. (2007). Children's and young people's views of hospitalization: 'It's a scary place'. Journal of Children's and Young People's Nursing, 1, 16–21
4. Dalley, J.S., & McMurtry, C.M. (2016). Teddy and I Get a Check-Up: A pilot educational intervention teaching children coping strategies for managing procedural pain and fear. Pain Research & Management. DOI: https://doi.org/10.1155/2016/4383967
5. Engelhardt, B. (2017). Im Teddybär Krankenhaus den Krankenhaus-Alltag erleben – Evaluierung einer kindgerechten Krankenhaus-Simulation. Eine prospektive Kohortenstudie an Kindern. Diplomarbeit., Medizinische Universität Wien
6. Klug, D. (2018). Fighting Fears with Teddy Bears – Helping kids overcome the fear of doctors (eBook). Dornbirn. ASIN: B07CRNMPL7
7. Leonhardt, C., Margraf-Stiksrud, J., Badners, L., Szerencsi, A., & F. Maier, R. (2014). Does the "teddy bear hospital" enhance preschool children's knowledge? A pilot study with pre/postcase control design in Germany. Journal of Health Psychology, 1–11
8. Mockler, F. (2017). Reduziert das Teddybärkrankenhaus die Angst von Kindern vor dem Arzt? Dissertation., Ernst-Moritz-Arndt-Universität
9. Ottenheim, M & Sommeren R (2018). The Teddy Bear Hospital. How to influence the attitude of kindergarten children towards doctors, hospitals and falling ill. Journal of the European Teacher Education Network, 13: 106–116
10. Pham M., Chan b., Williams K., Zwi K. & White L. (2010). Introducing clinical paediatrics to medical students: A novel hospital visitation programme involving Kindergarten children, Medical Teacher, 32:7, e276–e281, DOI: https://doi.org/10.3109/0142159X.2010.490279

11. Santen Liz; Feldman, Theresa (1994). Teddy Bear Clinic: A huge community project. MCN, The American Journal of Maternal/Child Nursing: March–April 1994 – Volume 19 – Issue 2 – p 102–106

12. URL: https://de.wikipedia.org/wiki/Teddybärkrankenhaus Zugegriffen: 11.2.2020

13. URL: https://www.psychologytoday.com/us/blog/science-choice/201812/anxiety-vs-fear Zugegriffen: 11.2.2020

14. URL: https://www.verywellmind.com/fear-and-anxiety-differences-and-similarities-2584399 Zugegriffen: 11.2.2020

15. URL: https://www.dasgehirn.info/denken/emotion/der-schaltkreis-der-angst Zugegriffen: 11.2.2020

16. URL: https://www.spektrum.de/lexikon/neurowissenschaft/angst/641 Zugegriffen: 11.2.2020

17. URL: http://www.amsa.at/de_DE/aufklaerungsprogramme/teddybarkrankenhaus/ Zugegriffen: 11.2.2020

18. URL https://ifmsa.org Zugegriffen: 11.2.2020

19. URL http://www.amsa.at/de_DE/about/ifmsa/ Zugegriffen: 11.2.2020

20. Wong, A.V. Z.Y. & Geilani, J. (2004). Teddy Bear Hospital (TBH) – reducing children's fear of doctors and hospital environment. University of Sheffield, Dr. Andrew Charters – Barnsley Primary Care Trust, Child and Adolscent Unit. Retrieved from http://www.ucl.ac.uk/teddyhosp/tbh_barnsley_paper.pdf

Printed in the United States
By Bookmasters